Thomas Hermanns
mit Kerstin Kropac

netter is better

Die hohe Kunst der guten Laune

Thomas Hermanns
mit Kerstin Kropac

netter is better

Die hohe Kunst der guten Laune

Inhalt

Die hohe Kunst der guten Laune – wie man mit Nettigkeit besser durchs Leben kommt

Es ist der Tag der großen *Let's Dance*-Mottoshow. Auch ohne Kaffee fühle ich mich hellwach, als ich durch das große helle Foyer der *MMC Studios* in Richtung Garderoben laufe. Denn heute geht es um die *magic moments*, die besonderen magischen Momente des Lebens. Die Glastür zum Flur, von dem alle wichtigen Räume abgehen – Catering, Künstlergarderoben, Maske –, ist gerade hinter mir ins Schloss gefallen, da läuft mir der Robert Beitsch über den Weg. Der Tänzer grinst, sobald er mich sieht. Sein Blick hat fast etwas Verschwörerisches und ich weiß auch, warum. Heute Abend werden zum ersten Mal in der Geschichte dieser Show zwei Männer miteinander tanzen: Robert und ich. Das finde ich super! »Ich freue mich schon!«, sage ich und klopfe meinem Tanzpartner auf die Schulter. Ich weiß, dass diese Show für ihn ganz besonders stressig ist, da er nicht nur mit mir, sondern auch mit Judith Williams eine Nummer tanzt – dementsprechend musste er in der vergangenen Woche doppelt proben. Auch jetzt wartet Judith bereits auf ihn. »Ich tanze bei ihr gleich den Krebs«, sagt Robert. Überrascht ziehe ich meine Augenbrauen hoch. »Ach so?« Unter einem magischen Moment stelle ich mir etwas anderes vor. Robert erklärt: »Judith hatte doch mal Krebs, deshalb komme ich bei der Nummer als Krebs aus der Kulisse gesprungen und falle sie an. Und sie befreit sich dann von mir.« Ich nicke freundlich und denke: Gut, wenn das ihr *magic moment* war. Ich fasse das anders auf.

Mein Tanzpartner hebt seine Hand. »Ich muss dann mal zur Probe!«, erklärt er, woraufhin ich mich umdrehe, um zu meiner Garderobe zu laufen, als Julia Dietze aus einer Tür tritt. »Sag mal,

Julia, was machst du eigentlich heute?«, frage ich sie. Nachdem wir wochenlang nicht über unsere Tanzthemen gesprochen haben, bin ich nun doch neugierig. Sie sagt: »Ich tanze den Tod meiner Mutter. Zu *Knockin' On Heaven's Door.*« »Oh!«, sage ich betroffen und denke: Das gibt's doch jetzt gar nicht! Warum sind bei denen denn die *magic moments* alle so traurig? Bin ich etwa der Einzige mit einem positiven magischen Moment?

Meine Idee war, an diesem Abend vorzutanzen, wie ich mit 17 auf einer Klassenparty dem ersten schwulen Jungen meines Lebens gegenüberstand. Damals musste ich wirklich all meinen Mut zusammennehmen – und meine ganzen Klassenkameraden haben natürlich geglotzt und getuschelt –, aber zumindest war die Katze dann endlich aus dem Sack. Ich weiß heute noch, wie mein ganzer Körper unter Strom stand. *Das* war magisch! Das, was ich von meinen Mittänzerinnen und -tänzern von der schillernden *Let's Dance*-Lounge aus auf der Bühne verfolge, finde ich eher betrüblich. Ständig stirbt jemand oder irgendjemand war gestorben. Und ich sitze da in meinem bunten Pullunder mit Bundfaltenhose und Brillen-Kassengestell und sehe aus wie Jerry Lewis. Um es kurz zu machen: In dieser sonst so heiteren Show bricht plötzlich der Existenzialismus aus. Unter dem Motto »Magischer Moment« hat jeder Tanz – außer meinem – etwas Trauriges, in jedem Einspieler weint irgendwer, nur ich sehe aus wie mein 16-jähriges Ich, das zu *Love Is In The Air* eine heitere Teenage Opera tanzt. Es ist mal wieder überdeutlich: Ich fasse *magic* vollkommen anders auf als alle anderen im deutschen Fernsehen. Und wenn wir schon mal beim Thema sind: Mit der Unterhaltung ergeht es mir genauso. Vermutlich haben wir Deutschen wegen unseres permanenten Hangs zur Dramatik den Ruf im Ausland, dass wir Spaßverderber sind …

Nirgendwo auf der ganzen Welt wird gute Laune so kritisch beäugt wie bei uns. Das zeigt sich schon am Umgang der deutschen Presse mit mir als Entertainer. In jeder Kritik, solange ich denken kann, steht irgendetwas über mein Lachen drin, das – wenn ich Glück habe – positiv als »sympathischstes Lächeln im deutschen Fernsehen« beschrieben wird. Manchmal bin ich aber auch »der Dauergrinser«. Auf jeden Fall landen wir immer gleich auf der Wertungsebene. Warum eigentlich? Warum ist Lächeln per se nicht etwas Gutes? Warum kann man sich nicht einfach darüber freuen, wenn jemand nett und gut gelaunt durchs Leben geht? In Deutschland stehen Freundlichkeit und positives Denken, das sich unter anderem im Lachen oder Lächeln ausdrückt, immer gleich unter Generalverdacht: Eigentlich ist man ja ein dummer Mensch, ein unkritischer, einer, der das Leben nicht in seiner deutschen traurigen Tiefe anerkennt.

Wenn im Stadion bei Helene Fischer alle begeistert ihre Arme nach oben reißen, gerät Helene Fischer fast schon unter Faschismusverdacht, weil die denkenden Menschen meinen: Oh Gott! Ein volles Stadion, in dem alle im Rhythmus klatschen! Da heißt es dann sofort: »Das ist doch verdächtig!« Weil Menschen wie Helene nicht nur die Leichtigkeit befördern, sondern auch noch das unhinterfragte Mitklatschen. Je größer die Masse wird, desto stärker der Verdacht, dass wir irgendwie alle Hitler sind.

Sind wir aber nicht.

Wir haben einfach nur Spaß.

Natürlich ahne ich, wo dieser Vorwurf seinen Ursprung hat: Wir leben schließlich im Land der Dichter und Denker, sind das Land von Novalis sowie Xavier Naidoo und berühmt für die Romantik. Das war unsere Hauptexportzeit! Unser Caspar David Friedrich mit seinen düster-melancholischen Bildern von Einsamkeit und Tod. Wir sind nun einmal nicht bekannt für die Leichtigkeit des Rokokos oder die Lebenslust des Barocks, sondern für die Seele, die Innigkeit, die Tiefe, die Todessehnsucht. Wagner. Werther. Weltschmerz. Das sind wir.

Vermutlich musste ich genau deshalb mein ganzes Leben lang gegen Widerstände argumentieren. An der Uni, in der Presse, immer meldeten sich irgendwelche Leute, die mir das Lachen am liebsten verboten hätten und sagten: »Jetzt mach doch mal was Ernsthaftes!« Dabei habe ich Kunst mein ganzes Leben lang ernst genommen. Ich glaube nur nicht, dass Kunst immer schwer und bedrückend daherkommen muss, für mich kann Kunst auch hell, leicht und fröhlich sein – aber leider fällt das für die meisten anderen deutschen Kunstfachleute dann nicht mehr unter den Kunstbegriff …

Wir leben in dem einzigen Land, in der Kunst in E und U unterteilt wird, nur wir Deutschen dröseln ernste Kunst und Unterhaltung konsequent auseinander. Wer sich auf die U-Seite wagt und dabei noch freundlich ist, den trifft – neben dem Verdacht der Dummheit – garantiert der Vorwurf der amerikanischen Oberflächlichkeit. Auch da verstehe ich die Kritik nicht. Ich habe in Amerika gelernt, dass es den Alltag unglaublich erleichtert, wenn die Bäckereiverkäuferin nett ist. Ich will mit der nicht über das Leben und den Tod diskutieren, und es interessiert mich auch nicht, welche Gedichte sie schreibt. Sie soll halt sagen: »Have a nice day!« Und da sind wir bei *nice*. Nettigkeit ist in Amerika etwas absolut Positives, sie ist das Schmiermittel des Lebens, das dich dort den ganzen Tag begleitet. Das klappt! Dieses böse Sprichwort »Nett ist die kleine Schwester von Scheiße« ist rein deutsch. Das gibt es gar nicht übersetzt, kein Amerikaner würde je sagen: »Nice is the little sister of shit.«

In anderen Ländern weiß man die positive Kraft von »nett« zu schätzen. Hier glaubt man lieber an das Klischee vom traurigen Clown, weshalb auch diese Frage in fast jedem Interview kommt: »Sind Sie nicht eigentlich … privat ein sehr nachdenklicher Mensch?« Dann wehre ich mich immer mit Händen und Füßen dagegen, weil das so klingt, als ob man nur heiter sein dürfte, wenn man anschließend toddepressiv in der Garderobe oder besser noch an der Whiskeyflasche hängt. Aber ich muss alle Miesepeter, Grantler und grauen Herren – und es sind besonders oft Herren – enttäuschen: Meine sonnige Grundeinstellung und meine Überzeugung, dass wir alle gut miteinander umgehen sollten, sind fest in mir verankert. Herumzukritteln, dieses Halb-leere-Glas-Denken, ebendieser Grauschleier, den man hier gerne über alles drüberzieht – das alles ist mir völlig fremd. Ebenso das Ängstliche: »Oh Gott, ich schließe lieber noch 'ne Versicherung ab!« Also dieses Nicht-mutig- und Nicht-dankbar-Sein. Meine Feinde sind genau die, die behaupten: »Nett ist die kleine Schwester von Scheiße!« Denn: Wir brauchen die gute Laune, wir brauchen den netten Umgang und wir brauchen die Show. Ich glaube, dass wir auf der Bühne jeden Abend Harmonie stiften können.

Auch diese Einstellung ist vermutlich schon wieder verdächtig, zumal wir Rheinländer ja generell unter Harmoniesucht-Verdacht stehen, wobei ich immer sage: »Ich bin nicht harmoniesüchtig, ich bin harmoniefähig!« Und das ist ein Riesenunterschied. Für mich ist Harmonie ein Wert, den man anstreben sollte. Da komme ich her. Da kommt meine Familie her. So wurde ich erzogen. Ich finde, wir sollten uns über jedes Konfetti freuen und über jede Showtreppe, über jeden Gag, der ankommt, und über jedes Lied, das gesungen wird, weil wir Spaß genießen sollten!

Leben ist halt manchmal bunt – und manchmal eben nicht. Es ist schön, aber auch mal nicht so schön. Umso mehr sollten wir doch die guten Momente feiern und aus Leichtigkeit, Freude, Spaß und Nettigkeit die Kraft schöpfen, mit dem Leben besser umzugehen. Was macht man denn, wenn man Liebeskummer hat? Hört man da Schönberg? Eher nicht! Man geht auch nicht in eine Anselm-Kiefer-Ausstellung, in der die Bilder fast nur grau in grau sind. Wahrscheinlich sitzt man da und hört eher Whitney-Houston-Lieder, weil einen das erst zum Weinen bringt und dann hochhebt. So kommst du durchs Leben. Durch Dinge, die uns auffangen und miteinander verbinden, und nicht durch das, was uns runterzieht und trennt. Wenn wir uns schließlich mit allen Mitmenschen verbunden fühlen, spüren wir: Es wird schon wieder werden! Ich gehöre also eindeutig zur Glas-halb-voll-Fraktion, wobei ich im Grunde meines Herzens ein halb volles Glas durchaus zu wenig finde ... Ich will, dass mein Glas immer mindestens zu drei Vierteln gefüllt, besser noch randvoll ist! Ich will Spaß haben, will voller Freude jeden Tag genießen – und das klappt nur mit Nettigkeit. Mit einer echten Nettigkeit, die voller Überzeugung und aus ganzem Herzen gelebt wird. Mein Comedykollege Ole Lehmann hat mich vor Auftritten immer so angekündigt: »Hier kommen 32 Zähne – alle oben.« Das war sein Gag. Das ist und bleibt einfach mein Markenzeichen. Ein absolut positives, finde ich.

Trotzdem fliege ich an diesem Abend nach all den krebstoten Müttern und anderen tränenreichen Stoffen aus der *Let's Dance*-Show, nachdem ich zuvor via Liveschalte (im bunten Pullunder!) den *Bayerischen Fernsehpreis* für 25 Jahre *Quatsch Comedy Club* entgegennehmen durfte. Im Prinzip ein Preis für 25 Jahre erfolgreiche

Nettigkeit. Ich habe also schon viel erreicht, gleichzeitig liegt in Sachen guter Laune noch so einiges an Arbeit vor mir, was man unter anderem daran erkennt, dass selbst bei den *magic moments* von *Let's Dance* wieder einmal das Drama über die Heiterkeit gesiegt hat … Etwas Gutes hat mein Ausscheiden aber auch – mir bleibt immerhin mein absoluter Hasstanz erspart, der in den nächsten Shows dran gewesen wäre: der Paso doble! Und mein Körper freut sich sowieso, diese ganze Tanzerei ist nämlich irre anstrengend.

Deshalb fühle ich mich letztlich dann doch bestätigt: *You better be nice* – so kommst du besser durchs Leben.

Nettigkeit
und
Albernheit –
zwei unschätzbare Werte

Ich sitze mit der Producerin einer großen deutschen Filmproduktionsfirma und einem verdienten deutschen Drehbuchautor in so einem typisch hippen Medienbüro, in dem es ebenso viele Kaffeesorten zur Auswahl gibt wie in den angesagten Berliner Prenzlauer-Berg-Cafés. Die beiden Filmleute haben mich eingeladen, weil sie – basierend auf meinem ersten Buch *Für immer d.i.s.c.o* – mein bisheriges Leben verfilmen wollen. Diese Vorstellung finde ich natürlich aufregend, gleichzeitig macht sie mich sehr stolz, denn: Auch wenn ich es ja weiß, so freut es mich doch, wenn andere ebenfalls wahrnehmen, wie sehr ich den Wert guter Unterhaltung – in diesem Buch verkörpert durch die Discomusik – in Deutschland vorantreibe. Meine Schwester Petra sitzt bei diesem Termin neben mir, weil sie mich als Buch- und Filmagentin begleitet. Ich sehe es ihr an: Sie versucht genauso wie ich, ihre eigene Anspannung, die man bei solchen Gesprächen natürlich immer hat, wegzulachen. Es ist schön, sie an meiner Seite zu wissen, schließlich sind wir ein eingespieltes und sehr vertrautes Duo. Gerade übernimmt Petra in dieser Runde den Job, der normalerweise meiner ist: Sie moderiert mich maximal positiv an, bevor ich damit beginne, den Filmleuten aus meinem Leben zu erzählen – von meinen skurrilen Anfängen als Kleinkunst-Liza-Minnelli-Imitator in Nürnberg, meinen Erlebnissen als Performer in New York und davon, wie ich erst Karaoke nach Deutschland brachte und anschließend mit Stand-up-Comedy hier eine ganz neue Industrie gründete. Insgesamt klingt mein Leben fast wie aus einer dieser angesagten Mindstyle-Zeitschriften: Glaube an dich und deine Ziele, ohne dich zu verbiegen oder zu verkaufen, dann wirst du glücklich alles erreichen, was du dir vornimmst! Die Fernsehleute sitzen zuerst mit leuchtenden Augen vor mir, aber nach und nach registriere ich verwundert, dass ihre Gesichter immer länger werden. Schließlich unterbricht mich der Drehbuchautor: »Ich habe Ihr Buch sehr gerne gelesen und alles, was Sie mir gerade darüber hinaus erzählen, fasziniert mich. Aber gibt es denn gar keine Dramen? Gar keine Abgründe in Ihrem Leben?« Ich denke kurz nach: »Abgesehen von der ersten klassisch unglücklichen Liebe zu meinem besten Heteroschulfreund?« Ich gebe mir wirklich Mühe. »Nein!«, sage ich schließlich und schaue hilfesuchend zu meiner Schwester, die ratlos mit den Achseln zuckt. Keine Dramen! Und keine Abgründe! Nun beugt sich die Producerin vor: »Wir könnten Ihre Geschichte vielleicht ja so erzählen, als ob Ihre Mutter Alkoholikerin war.« Sofort taucht vor meinem inneren Auge das Bild meiner liebevollen, fürsorglichen, fröhlichen und hochanständigen Mutter auf, von der ich niemals ein böses Wort gehört habe und die vor allem niemals mit irgendeinem Suchtproblem zu kämpfen hatte. »Auf gar keinen Fall!«, sage ich entsetzt und schüttele meinen Kopf. »Was ist mit Ihrer Schwester«, hakt der Drehbuchautor nach. »Sie könnte doch versucht haben, sich in der Jugend das Leben zu nehmen!« Nun schauen meine Schwester und ich uns an. »Nein! Auch auf gar keinen Fall!«, antworten wir beide entschieden. Unsere Augen werden immer größer. Schließlich kommen die Fernsehleute zu dem Schluss: »Dann taugt Ihre Geschichte leider nicht für einen Film.« Damit ist unser Gespräch beendet und meine Hoffnung auf einen Film über mein Leben erst einmal begraben. Schade eigentlich. Mich haben solche positiven Geschichten immer viel mehr inspiriert, als wenn ich Filme über gescheiterte Existenzen gesehen habe. Aber in Deutschland wünscht man sich nun einmal das Drama, Tränen und die Polizei ... Dabei ist es doch mal eine schöne Geschichte, wenn es jemand mit Nettigkeit und guter Laune schafft, nicht nur seine Träume zu verwirklichen, sondern damit auch noch viel Erfolg hat. Ich bin ein sehr gutes Beispiel dafür, dass man ohne den sinnlosen Einsatz seiner Ellenbogen, aber mit ganz viel Glitzer und Konfetti fast alles erreichen kann, was man will. Aber nein: Die Leute wünschen sich Drama… Ein echtes Dilemma für Menschen, die das Glück haben, glücklich aufzuwachsen!

Schon als kleiner Junge musste ich enttäuscht feststellen, dass sich keiner für meine Geschichten interessierte, in denen es darum ging, wie nett es bei uns zu Hause zuging, oder wie sehr wir beim gemeinsamen Abendessen gelacht hatten. Ich hatte bereits als Kind verstanden: Eine Geschichte wird für die Menschen erst dann interessant, wenn sie so richtig schön dramatisch ist. Und weil ich nicht nur verständig, sondern offenbar auch schon als Kind sehr kreativ war, habe ich mit sechs Jahren irgendwann dem Nachbarsjungen erzählt, dass ich zu Hause immer mit dem Kochlöffel verprügelt werde. Meine Mutter war völlig fassungslos, als die Nachbarin ihr das beim nächsten Treffen auf der Straße besorgt weitererzählte. Sobald wir zu Hause waren, stellte sie mich zur Rede. »Warum erzählst du denn so was?« Ich antwortete: »Na, ich wollte auch mal was erzählen.« Meine Mutter setzte mich auf ihren Schoß und erklärte mir sehr geduldig, warum ich mir solche Sachen nicht ausdenken sollte – und es gab danach wieder kein Drama, nicht mal ein Fernsehverbot oder Hausarrest. Bei uns zu Hause war es einfach zu »nett«. Danach habe ich meinen inneren Kompass ausgerichtet und verinnerlicht, meinen Mitmenschen immer mit viel Achtung und Wertschätzung zu begegnen. Weil ich so groß geworden bin. Niemals habe ich erlebt, dass meine Eltern miteinander gestritten hätten. Kein einziges Mal. Also: Falls es zu hitzigen Wortgefechten gekommen sein sollte, dann heimlich hinter der Tür. Auch sonst haben wir uns in der Familie nie in die Haare bekommen – nicht einmal meine jüngere Schwester und ich, was unter Geschwistern, die altersmäßig vier Jahre auseinanderliegen, vollkommen normal gewesen wäre. Wahrscheinlich streite ich deshalb bis heute äußerst ungern, wobei ich inzwischen natürlich gelernt habe, dass sich das manchmal nicht vermeiden lässt. Allerdings weigere ich mich, das als positiven Zustand zu sehen. Ich empfinde es als negativ und möchte das nicht. Stattdessen freue ich mich, wenn da, wo ich bin, gute Laune herrscht. Wenn die Leute Spaß haben und Spaß machen. Diese Grundeinstellung stammt ebenfalls aus meiner Kindheit: Lachen und Freude stellen bei uns einen Wert dar. Deshalb hat Harmonie für mich auch überhaupt nichts mit Langeweile zu tun. Ganz im Gegenteil: In meiner Familie war es nie langweilig. Noch heute lachen wir gerne über meine Mutter in ihren vielen sensationellen Karnevalsoutfits der 80er-Jahre, zum Beispiel bei ihrem Auftritt als Miss Sauerkraut …

Nach ihrem Umzug von Bochum nach Nürnberg waren meine karnevalsbegeisterten Eltern natürlich sofort in die dortige Rheinländer-Vereinigung eingetreten, anders wäre dieser Kulturschock vermutlich nicht zu verkraften gewesen. Wenn Deutschland eh schon ein Land von Grantlern ist, dann ist Franken eine ihrer Hochburgen! Umgeben von anderen lustigen Rheinländern, konnten meine Eltern nun auch in Nürnberg ihre Karnevalssitzungen abhalten und in lustigen Verkleidungen auftreten. Ich erinnere mich ebenfalls noch sehr gut an meine Mutter als Wildecker Herzbub … Das Absurde war bei uns immer präsent. Schon als Kind habe ich gespürt, dass Albernheit etwas extrem Positives ist und es völlig in Ordnung ist, sich auch mal »grotesk zu machen«. Karneval heißt ja nicht, dass sich alle – wie beim Kölner

Kneipenkarneval – Puschelschwänzchen anheften, Plüschohren aufsetzen und als sexy *Playboy*-Hasen durch die Altstadt hüpfen. Stattdessen brachte mir meine Mutter bei, sollte man den Mut haben, sich mal hässlich zu machen, indem man sich beispielsweise als buckelige Hexe mit einer fetten Warze auf der Nase verkleidet. Es geht um die Albernheit als subversive Kraft gegen die Autorität, in der eine Verkleidung zum Statement wird: »Ich bin gegen eine Uniform! Da bin ich lieber eine Kuh oder ein Zebra!« Bei mir zu Hause war es positiv, sich zum Affen oder zur Kuh zu machen. Du warst deshalb kein dummer Mensch. Du warst einfach lustig. Das war also meine Grundausstattung, mit der ich ins Leben startete: Harmonie war ein Wert, den man mit einem netten Umgang erreichen konnte und auch sollte – und das unbeschwerte Lachen war das Sahnehäubchen obendrauf.

In der Pubertät fand ich diesen schönen Zustand allerdings zunehmend problematisch, da alle meine Freunde ständig Stress mit ihren Eltern hatten. Regelmäßig zog oder flog irgendwer zu Hause aus oder raus. Nur ich nicht. Ich hatte ja früh gelernt, dass es keine Lösung war, schauerliche Geschichten zu erzählen, weshalb ich zwischendurch echte Krisen durchlitt, weil ich dachte: Oh Gott, ich bin so langweilig wie ein Toastbrot! Alle anderen hatten Drama, nur wir nicht! Angefeuert wurden meine pubertären Zweifel an der Richtigkeit unseres leichten Lebens auch in der Schule, denn dort war spätestens ab der Oberstufe eine kritische Grundhaltung gefragt – und zwar zu jedem Thema! Nur der kritische Mensch ist ein schlauer Mensch, der unkritische Mensch gilt in Deutschland als doof. Das haben wir zumindest in den 70er- und 80er-Jahren, als ich zur Schule gegangen bin, ständig eingepaukt bekommen. Wenn ich im Deutschunterricht nach dem Lesen eines Romans geschwärmt hätte: »Ich fand den schön und gut geschrieben«, hätte mich der Lehrer glatt für dumm gehalten. Sobald ich aber so etwas sagte wie: »Na ja, der Autor hat die Prämisse des Titels im dritten Kapitel nicht konsequent durchgezogen«, galt ich als intelligent. Denn kritisch sein war positiv, das hatte ich schon verstanden.

Leichtigkeit – und ihr lautstarker musikalischer Auswuchs in meinem Jugendzimmer: die Pop- und Discomusik – war nicht nur bei den Lehrern verpönt, sondern sogar bei meinen Mitschülern, wodurch ich als bekennender ABBA-Fan auf dem Schulhof ständig unter Beschuss genommen wurde. Denn ABBA ist Pop und Pop ist oberflächlich und langweilig, weil Pop keine Tiefe und keinen Inhalt hat. Bei den Gruppen, die mir als inhaltlich wertvoll vorgesetzt wurden wie Barclay James Harvest, Pink Floyd und Uriah Heep, ging es meist um das Ende der Welt, um die Postapokalypse in Songs von über fünf Minuten – also alles extrem fröhliche Sachen, auf die ich keine Lust hatte. Deshalb empfinde ich eine gewisse Genugtuung, dass die Leute heute noch in ABBA-Filme rennen, während der Uriah-Heep-Film noch immer nicht gedreht und das Barclay-James-Harvest-Musical bis jetzt – Gott sei Dank! – nie geschrieben wurde. Offenbar war ich mit meiner Haltung zur Popkultur doch nicht ganz alleine! Popfans da draußen: *Be proud to be Pop!*

Als gut gelaunter Rheinländer in Franken fühlte ich mich bisweilen also wie ein Außerirdischer. Besonders verstärkt wurde dieses Gefühl auf meinen ersten Partys – und das nicht nur, weil ich mich anders als meine Freunde für Jungs interessierte. Schon damals waren für eine gute Party meiner Meinung nach eigentlich nur drei Dinge wichtig: tanzbare Musik, die richtigen Leute und natürlich die gleiche Einstellung. Nämlich, dass ich dorthin gehe, um Spaß zu haben. Die Grundvereinbarung lautet nicht:

Mir geht es eh nicht gut, dann gehe ich mal zu der Gisela, stelle mich mit einem lauwarmen Bier in die Ecke und warte, dass die Welt besser wird. Das kann nicht funktionieren! Und das wird es auch nicht! Da verstehe ich die Deutschen oft nicht, das macht mich echt ratlos. Es gibt Leute, die auf eine Party gehen und dir sofort ungefragt die intimsten Sachen preisgeben. Die erzählen dir bereits nach zwei Bier vom Selbstmord ihrer Großmutter. Das ist wirklich zu früh! Das würde kein Amerikaner oder Engländer je machen. Das, was hier als »nicht oberflächlich« gilt, ist oft diese viel zu schnelle und viel zu frühe Nähe. Mit völlig fremden Menschen. Es kann doch nicht sein, dass wir nach zehn Minuten über die intimsten Dinge reden. Das soll dann Tiefe sein? Das ist für mich keine Tiefe, das ist Distanzlosigkeit! Völliges Überspringen sämtlicher Höflichkeitsregeln. In solchen Situationen bin ich immer total baff, aber viele Deutsche scheinen sich unter einer guten Party tatsächlich vorzustellen: Sie bringen den Nudelsalat mit und erzählen dann irgendjemandem, den sie noch nicht so gut kennen, wie schrecklich ihr Leben ist. Anschließend gehen sie nach Hause und denken: Das war ein richtig guter und interessanter Abend! So tief! Es ist mir ein Rätsel! Das wäre für mich überhaupt kein guter und erst recht kein interessanter Abend – und das war es auch noch nie. Oft habe ich in den 70er-Jahren vor meinem Nudelsalat gesessen und gedacht: So, jetzt haben wir alles grau gequatscht. Es ist alles schrecklich, wir werden alle sterben. Gute Nacht! Gleichzeitig habe ich aber schon sehr früh gemerkt, dass ich selber die Stimmung auf einer Party drehen konnte, sodass es eine tolle Party wurde und doch noch alle gemeinsam Spaß hatten. Bis heute unterbreche ich gerne mal eine »Wir werden alle sterben«-Partydiskussion mit einem Themawechsel wie »Warum lieben so viele Leute heimlich Eierlikör?«.

Oder: »Was war das hässlichste Tierposter an deiner Kinderzimmerwand?« Und dann wird die Party besser. Das Schönste an dieser Erfahrung war: Die ausgelassenen, lustigen, albernen Partys fanden alle viel, viel toller als diese grauen, lauwarmen Bierpartys mit den trüben Themen. Allmählich dämmerte mir: Wer glaubt, dass nette Menschen langweilig sind, hat einfach eine falsche Definition von nett. Tatsächlich beherrscht doch der, der mit einem positiven Blick durchs Leben geht, eine ganz besondere Kunst, nämlich die Kunst der guten Laune. Trotzdem war es manchmal gar nicht so einfach, die Tristesse, die durch das achte Mal *Lady in Black* von Uriah Heep am Abend noch befeuert wurde, zu durchdringen, weshalb mir schon damals der Gedanke kam: Dafür sollte ich eigentlich Geld kriegen! Denn das, was ich hier gerade leiste, ist im Grunde genommen Arbeit! Moderationsarbeit! Ich habe meinen späteren Weg also früh erkannt, auch wenn ich ihn erst mal nicht konsequent beschritten habe.

Zunächst einmal war ich als deutscher Junge hin- und hergerissen zwischen meiner sonnigen Disposition und meinem Bemühen um intellektuelle Ernsthaftigkeit sowie Anerkennung. Und war deshalb sehr glücklich, als ich meine erste Nische fand, in der ich beides ausleben konnte: in meiner Nürnberger Schwulentheatergruppe. Dort gab es genug alberne Verkleidungen, obwohl die Stücke hochpolitisch waren. Noch zu Schulzeiten gab ich – unmittelbar nach meinem Coming-out – im Cocktailkleid meiner Mutter mein Bühnendebüt als Liza Minnelli in einem Nürnberger alternativen Zentrum, dem berühmten KOMM. Mein Vater, meine Mutter und natürlich auch meine Schwester saßen im Publikum – so wie sie es von den Karnevalssitzungen gewohnt waren. Ihr Sohn im Rüschenkleid: Das war jeck und jeck ist ja gut. Das heißt, sie unterstützten mich ganz selbstverständlich. Dabei hätte es durchaus passieren können, dass sie sich geweigert hätten, zwischen lauter Hippie-Schwulen und Lesben zu sitzen und sich ihren Sohn als Liza Minnelli anzugucken, inklusive einer anschließenden Gruppendiskussion mit den Lesben zum Thema »Ist Travestie frauenfeindlich?«. Da mussten meine Eltern und meine Schwester nämlich auch noch durch. Hier war der Spaß vorbei, denn jetzt wurde es politisch und links. Trotzdem saß meine Familie tapfer in der ersten Reihe und hat sich angehört, was sie im Leben noch nicht interessiert hatte. Das war sicher einer meiner härtesten Auftritte für meine Familie – statt Kölsch Kryptokommunismus! Nach diesem Abend war eines noch klarer: Ich bleibe in meiner Familie jederzeit das geliebte Kind. Diese Sicherheit hat mich immer getragen. Und das war wichtig. Es lagen nämlich unruhige Zeiten vor mir.

Allmählich ging meine Schulzeit zu Ende, und ich musste mir überlegen, was ich nun arbeiten oder studieren wollte. Nachdem ich meine kleine Theaterwelt so super fand, erklärte ich meiner Deutschlehrerin, dass ich Schauspieler werden wolle. Sie meinte, das sei die richtige Richtung, aber ich solle eher Regie führen (was sehr schlau von ihr war). Trotzdem hielt ich noch ein bisschen an meiner beruflichen Perspektive als Darsteller fest, gab dieser Idee nur ein anderes Umfeld: einen Gerichtssaal. Nach meinem 1,7-Abitur beschloss ich, Jura zu studieren, weil mir das als perfekte Fortsetzung meiner Schwulentheatergruppen-Nische erschien. Da hätte ich dann einen ernsthaften und anerkannten Beruf, der garantiert nicht langweilig werden würde und bei dem ich Menschen in Not helfen konnte. Gleichzeitig spukte in meinem Kopf noch dieser dramatische Teil im Leben eines Anwalts rum, den ich so cool fand. Der Gerichtssaal ist in amerikanischen TV-Serien und -Filmen ja immer wie ein Theaterset aufgebaut. Wie eine Bühne. Natürlich bin ich davon ausgegangen, dass wir in Deutschland auch Geschworene haben würden. Und war schwer enttäuscht, als ich irgendwann herausfand, dass dies gar nicht stimmte. Ich hatte mir die Geschworenen wie mein Publikum vorgestellt, das es zu beeindrucken galt. Mir ging es ja hauptsächlich um diesen Drama-Teil, dieses plötzliche Herumdrehen, dieses »Wo waren Sie gestern Abend?«. Das fand ich super! Die Rolle des Anwalts in der amerikanischen Serie liegt ja irgendwo zwischen Held und Showmaster, und der Richter, die Geschworenen und der Fall sind eigentlich nur das Drumherum. Das war so schön *Center Stage* wie in der amerikanischen Fernsehserie *Petrocelli*, die ich ebenfalls super fand. Deshalb hat mir dieser Beruf gefallen, genau so habe ich mich als Anwalt gesehen und ich hätte mir aus diesem Grund auch niemals vorstellen können, Richter oder Staatsanwalt zu werden. Ich wollte als supercooler Rechtsanwalt armen Menschen in ihren ausweglosen Situationen helfen, da ich neben meinem Hang zur Show ein durchaus ausgeprägtes Gerechtigkeitsgefühl habe. Ich wollte helfen – mit theatralischen Effekten. Drama und Nächstenliebe in einem, das war mein Plan!

Nur leider passte der so gar nicht zu dem Aushang an der Uni Erlangen, vor dem ich dann an meinem ersten Unitag stand. Da las ich: Grundkurs Öffentliches Recht 1 und Bürgerliches Gesetzbuch Allgemeiner Teil. Das war der Moment der Erkenntnis. Eine dieser großen Gabelungen in meinem Leben. Ich habe mich umgedreht und gesagt: »Das mache ich nicht. Das ist langweilig!« Mit dieser Feststellung bin ich nach Hause gefahren, ohne je eine einzige Juravorlesung besucht zu haben. Und es dauerte auch nur genau eine U-Bahn-Fahrt lang, bis ich einen neuen Plan im Kopf hatte: Ich wollte Theaterwissenschaft studieren. Heute denke ich, ich war offenbar schon damals meiner inneren Stimme sehr nahe und wusste, was mir guttat. Ohne dass ich es damals hätte formulieren können, hatte ich verinnerlicht: Nettigkeit bedeutet nicht nur, dass man mit seinen Mitmenschen gut umgeht, sondern auch mit sich selbst. Dazu gehört, dass man sich und seine Bedürfnisse erkennt und diesen auch nachgeht. Wem das konsequent gelingt, der wird garantiert niemals langweilig gefunden – selbst ohne besondere Dramen im Leben …

Meine Eltern mussten also wieder tapfer sein, da der Studiengang Theaterwissenschaft ja so ziemlich das Gegenteil von Jura ist. Aber auch da haben meine Eltern meine Wünsche wieder ganz selbstverständlich an- und ernst genommen, weshalb ihnen meine neue Idee keinerlei Bauchschmerzen bereitete. Dann studierte ihr Sohn eben etwas anderes. Hauptsache, er war glücklich!

Für mich bedeutete meine Studienentscheidung den Umzug von Nürnberg in die bayerische Landeshauptstadt, was ich natürlich unglaublich aufregend fand. Von Nürnberg aus war München eine Großstadt, eine echte Weltmetropole, das wilde Leben. Auf jeden Fall ein komplett neuer Abschnitt: Theaterwissenschaft. Dabei ging es mir genau genommen nur ums Theater. Der wissenschaftliche Teil wäre mir wurscht gewesen. Hätte mir jemand gesagt: »Es gibt eine Theaterschule, auf der man alles lernt – Regie und Dramaturgie und ab und zu Liza Minnelli«, dann hätte ich das gemacht. Schließlich hatte ich damals im Kino begeistert *Fame* geguckt. Ich wünschte mir eigentlich als Uni eine *Fame*-Academy, so wie ich sie aus dem Film kannte. Wo ich in New York über die gelben Taxis tanzen und lauter unglaublich gut aussehende und interessante Menschen treffen würde. Der Film *Fame* ist ja an vielem Schuld, weil *Fame* neben der *Muppet Show* der zweite Haupteinfluss in meinem Leben gewesen ist. GENAU SO habe ich mir mein Studium vorgestellt: zwischen *Muppet Show, Fame* und als Liza Minnelli auf der Bühne.

Doch dann kam die Wahrheit des bayerischen Hörsaals. Wobei die Münchner Uni architektonisch natürlich traumhaft schön ist und durchaus meinem inneren Bild vom meinem künftigen Studentenleben entsprochen hätte. Nur das, was in diesem Gebäude passierte, war so gar nicht meins. Jede Vorlesung fing damit an, dass unser freundlicher Ex-Hippie-Professor Mühe hatte, dass alle Neustudenten ihre *Zeit* und *Süddeutsche* weglegten. Meine Kommilitonen waren nämlich nicht ganz so nett, eher cool, was mir schon damals gegenläufig zu sein schien. Bereits ein freundliches »Guten Morgen!« beim Betreten eines Raums lag für sie außerhalb des Vorstellbaren. Stattdessen saßen sie schon in der Frühe Espresso trinkend vor dem Feuilleton und erklärten, wie sie die dort besprochenen Stücke allesamt viel besser inszeniert hätten ... Wobei ich das Gefühl hatte, sie inszenierten vor allem sich selbst: als Regietheater-Götter der Zukunft. Ich war ein wenig enttäuscht, weil mir das alles so unecht und gekünstelt vorkam. Als freundlicher junger Mann aus Nürnberg kam ich mir in dieser Stimmung zwischen Sonnenbrille, Espressotrinken und Feuilletonlesen wie ein Paradiesvogel vor. Und außerdem: Wo waren die gelben Taxis? Die attraktiven Tänzer? Das prallbunte Künstlerleben? Wo war die SHOW? Um mich herum verkauften sich alle nur als genialische Regisseure, dabei erschienen sie mir alle ein bisschen ungewaschen. So ein schmieriger Look war in diesen Kreisen gerade angesagt. Deshalb stach ich schon optisch mit meinen blauen oder grünen oder lachsfarbenen Haaren mit angesagten Vidal-Sassoon-Schnitten aus der grauen Studentenmasse heraus. (Ich hatte das Glück, dass einige Freunde aus meiner Theatergruppe gerade bei Vidal Sassoon ihre Ausbildung machten, sonst hätte ich mir das nicht leisten können.) Außerdem trug ich spitze Schuhe, Schulterpolster und lustige oversized Cordjacketts. Vom Typ her war ich eher new wavig. Boy George in NOCH bunter und mit Disco im Kopf, während meine Kommilitonen in ihren grauen Pullis auf Existenzialisten gestylt waren. Auch die Mädchen wirkten ein bisschen verhangen, also: rauchend, allwissend und ebenfalls ungewaschen. Auf jeden Fall fanden sie sich alle unglaublich intellektuell und interessant und ich war der langweilige Typ aus der fränkischen Pampa, weil ich mich nicht so lässig-kritisch über die aktuellen Inszenierungen ausließ, die ich entweder nicht gesehen hatte oder aber gut fand. Es war ziemlich offensichtlich, dass ich mit diesen Leuten garantiert niemals gemeinsam über irgendwelche Taxen tanzen würde, was mich aber nur ganz kurz enttäuschte, denn ich weiß ja: Nettigkeit und Albernheit sind zwei unschätzbare Werte. Daran kann ich mich festhalten – auch in schwierigen Situationen.

WIE MAN SICH VON GRANTLERN NICHT DIE GUTE LAUNE VERDERBEN LÄSST

Stellen Sie sich bitte mal folgende Situation vor: Sie befinden sich auf einer riesigen Bühne und plötzlich kommen Michael Schanze, Carolin Reiber, Peter Weck, Sonja Kirchberger, Uschi Glas, Gaby Dohm, Wencke Myhre, Katarina Witt, Thomas Anders, Johannes B. Kerner, Monica Lierhaus, Tim Mälzer, also eigentlich die gesamte deutsche Fernsehprominenz, aus der Kulisse. Und so stehen während meiner Arbeit als künstlerischer Leiter bei der *Goldenen Kamera 2015* plötzlich 100 Prominente vor mir – darunter das ganze Fernsehen meiner Kindheit – und alle warten auf meine Anweisungen. Das ist schon eine Situation, in der ich mich kurz selbst daran erinnern muss, dass ich wohl weiß, was ich kann, weil meine Ideen bisher ja auch immer verlässlich funktioniert haben. In diesem Bewusstsein belebe ich mein inneres Strahlen und erkläre, was ich mir nun vorstelle … Immerhin bin ich für die Choreographie des Openings der gesamten Bühnenshow zuständig. Eine ziemliche Herausforderung, da solche Awardshows vor allem von Momenten leben, die es so bislang noch nie im deutschen Fernsehen gegeben hat. Genau einen solchen möchte ich mit diesen 100 Prominenten schaffen. Deshalb stehe ich wie ein Flugbegleiter vor einem Meer aus Smokings und Abendkleidern und erkläre mit großer Gestik, was alle zu tun haben. »Also: Wenn ich ein Zeichen gebe, geht hier bitte in der Mitte eine Gasse auf, durch die dann Thomas Gottschalk läuft.« Ich strahle in die Menge. Mir ist schon klar, dass die Idee, auf Zuruf über 100 deutsche Topprominente zu bewegen, ziemlich surreal ist. Helmut Thoma, der ehemalige RTL-Geschäftsführer, bekannt für seine markigen Sprüche, schaut mich knatschig an: »Das ist laaangweilig.« Nun ist das ja eine Situation, die etwas heikel ist, weil die Stimmung ganz schnell kippen kann, wenn sich weitere Promis auf seine Seite stellen. Ich lächle Herrn Thoma freundlich an: »Nein, Herr Thoma, das wird nicht langweilig, das wird ganz toll. Da kommt ja dann gleich der Herr Gottschalk durch.« Man darf sich da nicht durcheinanderbringen lassen! Zumal ich auch weiß, dass Herr Thoma grundsätzlich gerne den Griesgram gibt. Dafür blickt mich die Schauspielerin Doris Kunstmann die ganze Zeit sehr freundlich an und ist gerne bereit, mit Frau Reiber auf »Go!« nach links zu gehen. Ich gucke in solchen Situationen einfach zu denen, die es wollen, und nicht zu denen, die es nicht gut finden – und schon klappt alles ganz prima! Und dann geht es wirklich los: Die Witt dreht ihre Pirouette, Henry Maske hebt Uschi Glas in die Höhe, Guido Maria Kretschmer und Hannelore Hoger lächeln in die Kamera und die 100 Prominenten teilen sich wie die See für den Moderator der Show. Dieses Opening ist großes Kino – und nur darauf kommt es an.

Diese Taktik, mich einfach auf das zu fokussieren, was mir gefällt und guttut, hat mich schon mit Anfang 20 durch mein Studium getragen. Da es dort ja nun so ganz anders war, als ich erwartet und gehofft hatte, konzentrierte ich mich eben aufs Eigentliche: nämlich aufs Lernen. Leider hatten die Vorlesungen mitunter nicht einmal das Level meines alten Deutsch-Leistungskurses … Es gab dieses immer noch leicht verkiffte Ex-Hippiemäßige an der Uni: Immerzu wurde viel gelabert und den Stoff musste man sich anschließend selbst erarbeiten, weshalb ich die meiste Zeit in der Unibibliothek verbrachte, um mir mein Grundwissen in Molière und Shakespeare anzueignen. Ich war zwar nicht der Streber mit dem gespitzten Bleistift, aber ich war der, der die Stücke wiedergeben konnte, wenn es hieß: »Das Stück wird bis nächste Woche gelesen!« Und das war nicht selbstverständlich, denn die meisten anderen verbrachten ihre Zeit lieber im Theater, um sich etwas anzuschauen. Viele Professoren nahmen das so hin. Sie sagten einfach: »Dann erklärt uns jetzt bitte der Thomas, worum es in dem Stück geht.«

Vor allem einer unserer Professoren vermittelte uns deutlich das Gefühl, dass er anstatt mit uns im Hörsaal lieber Wein trinkend am Starnberger See sitzen würde. Dieser Professor fand uns 80er-Jahre-Kinder auch viel zu karriereorientiert und angepasst und versuchte manchmal noch, uns aus dem Karrieredenken aufzurütteln. Und wenn es durch Faulheit war. Aber da hörten wir einfach weg – Hippies fanden wir eh doof. Zumindest in diesem Punkt waren meine ungewaschenen Mitstudenten und ich uns einig ...

Um mir mein neues teures Münchner Studentenleben finanzieren zu können, musste ich Geld verdienen. Natürlich vorzugsweise im Showgeschäft, weshalb ich mich freute, als Marianne Sägebrecht mich anrief, weil sie mir einen lukrativen Job vermitteln wollte. Die Schauspielerin galt damals als »Untergrund-Mutti von München« und kannte jeden, der in der Subkultur unterwegs war. Sie war irre gut vernetzt und verschaffte mir einen Statistenjob bei einem Videodreh für Alphaville. Ich sollte mich als Braut verkleiden und dafür 100 Mark bekommen. Das fand ich sensationell, zumal Alphaville damals total angesagt war. Ihr Lied hieß *Jet Set* und war die vierte Single nach Alphavilles Welthits *Big In Japan, Sounds Like A Melody* und *Forever Young.* Ich trug ein weißes Brautkleid aus unserem Theatergruppenfundus mit roter Plastiktasche und blaue Haare, sah also mal wieder ziemlich absurd aus. Und der Regisseur brüllte mir als einzige Regieanweisung ständig zu: »Mehr Maul, mehr Maul!« Ich hab sofort kapiert, was der haben wollte: Ich sollte meinen Mund aufreißen! Zähne zeigen! Umgeben von lauter anderen eingeschüchterten Statisten – es ging ja immerhin um ein Alphaville-Video! –, tat ich, was er wollte, fühlte mich dabei aber ausgesprochen unwohl. Noch nie zuvor war ich so respektlos behandelt worden! Was sollte das? Diesen Effekt hätte der Regisseur auch erreichen können, wenn er nett gefragt hätte – und alle hätten sich dabei besser gefühlt. Zudem war ich ohnehin leicht irritiert, zum ersten Mal nur auf meinen Mund reduziert zu werden. »Ach so, das will

MTV also von mir haben?«, fragte ich mich. Zumindest wurde mir da das erste Mal bewusst, dass mein Mund ein Feature ist. Später kam das ja dann in jeder Kritik, und auch die Fotos, die gedruckt wurden, waren immer die, auf denen mein Mund offen stand. Googeln Sie spaßeshalber mal *Let's Dance* und Thomas Hermanns: Da habe ich auf fast jedem Tanzbild meinen Mund offen. Aber das kenne ich schon: Wenn ich zwei Fotos mache, wird garantiert das genommen, auf dem die Zähne zu sehen sind. Als Ausdruck purer Lebensfreude. Meistens hat das ja dann gepasst, bei diesem Videodreh fühlte ich mich allerdings gar nicht lebensfreudig, dazu fand ich die Ansagen dieses hippen Videoregisseurs viel zu robust. Der war unhöflich und überhaupt nicht nett! Aber ich war halt *nur* Statist. Das heißt, er hatte das Gefühl, mit mir so umspringen zu können, weil ich schließlich nicht die berühmte Popband war. Damals fasste ich den festen Beschluss: Ich werde Menschen, mit denen ich arbeite, immer respektvoll behandeln und mir künftig selbst die Regieanweisungen geben. Außerdem soll nie wieder jemand anders definieren, wie viele Zentimeter ich die Mundwinkel aufziehe. Das bestimme ab sofort ich! Seitdem überlege ich mir wirklich bei jedem Fotoshooting ganz genau, ob ich die Lippen zulasse oder nicht. Das zählt für mich zur Nettigkeit mir selbst gegenüber und entspricht außerdem meiner inneren Haltung, dass Lachen und Nettigkeit wertvoll sind – und auch achtsam behandelt werden wollen.

Lustigerweise empfindet meine Mutter das ähnlich, weil sie selber auf fast jedem Foto für ihre Begriffe den Mund zu weit aufhat und immer lacht. »Ich hätte gerne mal ein Foto, auf dem ich den Mund geschlossen halte«, beschwert sie sich regelmäßig. Neulich kam sie bei einer *Let's Dance*-Show mit so einem Mundauf-Lach-Bild sogar zu nationalem Ruhm, weil sämtliche Zeitungen ein Bild von ihr druckten mit der Bildunterschrift: »Thomas Hermanns ist ihr wie aus dem Gesicht geschnitten…« Umgekehrt will meine Mutter übrigens immer, dass ich die Lippen aufmache. »Das wirkt doch herzlicher!«, sagt sie dann.

Meine Meinung dazu: Viel entscheidender als die Tatsache, ob der Mund nun offen oder geschlossen ist, ist doch, ob ein Lachen von innen her kommt. Schauen Sie sich mal Fotos von lachenden Menschen an – da empfindet man manche als künstlich, andere aber wiederum nicht. Der Unterschied ist, man muss sein Lachen von innen holen, von innen fühlen und beleben. Und das kann man nur, wenn man die Lebensfreude, den Optimismus – kurz: die Kunst der guten Laune – verinnerlicht hat. Wenn man sie wirklich spürt. Das ist wie mit der Nettigkeit, die auch von innen kommen muss, sonst ist sie ebenso wenig wert wie ein falsches Lachen. Und damit diesbezüglich keine Missverständnisse aufkommen: Ich mag meinen Mund, ich möchte ihn nur nicht instrumentalisieren lassen – und wenn, dann instrumentalisiere ich ihn selbst.

Nach dieser Alphaville-Nummer kam ich nämlich zu dem Schluss: Schreibe ich mir halt selbst die Stücke, mit denen ich Geld verdiene! Mit Mund auf oder mit Mund zu! Ich bastelte mir einen Firmenstempel mit dem Schriftzug »Thomas Hermanns Kulturstiftung für gehobene Unterhaltung« (das »gehoben« war mir damals schon wichtig) und schrieb ein Stück, das ich *Die Frontbetreuung* nannte. Ein satirischer schwuler Kleinkunstabend über drei Frontbetreuerinnen, die in einem zukünftigen dritten Weltkrieg unterwegs waren, um Soldaten zu bespaßen. Meine Heldin hieß Heidi Brüll und sang nur Lieder von Heidi Brühl. Ganz einfach. Es war wirklich gaga. Weil ich keinen fand, der die Rolle der Moderatorin Peggy Pershing spielen wollte, machte ich das eben selbst. Natürlich bedeutet dieses Selbermachen auch, die gesamte Kontrolle zu behalten. *Written by, produced by, directed by and starring* – ich habe schon gerne den Überblick über meine Produkte, aber ohne dabei ein tyrannischer Produzent zu sein. Und das nicht nur aus purer Freundlichkeit: Wussten Sie, dass nette Chefs viel erfolgreicher sind als die griesgrämigen? Das haben Forscher der weltweit renommiertesten Universitäten in mehreren Studien bestätigt. Auch dass sich der Umgangston des Chefs auf die Mitarbeiter überträgt. Und: Je besser die Stimmung im Betrieb, desto mehr Spaß macht die Arbeit und umso eher bringt sich jeder ein. Es gibt weniger Krankheitstage, eine geringere Mitarbeiterfluktuation und sogar die Erträge sind höher. Solche Studien bestätigen meine Grundeinstellung. Bei jedem meiner Projekte achte ich auf eine positive Atmosphäre – vermutlich ist das einer der Gründe für meinen Erfolg. Selbst die verrückte kleine *Frontbetreuung*-Revue wurde ein Hit. Mein erster. Zumindest in der schwulen und alternativen Szene. Plötzlich waren die vier guten Freunde, die mit mir spielten, und ich coole Szene-Showstars mit 52 Aufführungen in ganz Deutschland, von Husum bis Konstanz. Mit einem Bus fuhren wir von einem Spielort zum nächsten. Und etwas Neues kam dazu: Ich musste Verträge unterzeichnen, Abrechnungen machen und ein Budget aufstellen. Also das Ganze produzieren, weil es sonst keiner machen wollte. Die meisten Künstler – vielleicht besonders die, die Rollen spielen, die Heidi Brüll oder Peggy Pershing heißen – werden ja hysterisch, sobald sie Zahlen sehen. Ich nicht. Also war ich für alles Organisatorische zuständig. Und am Abend schlüpfte ich dann mit meinen Freunden in khakifarbene Plastikröcke und Blusen mit Schulterklappen, grünen Krawatten und diesen typischen Marineschiffchen auf dem Kopf. Ich sah ein bisschen aus wie die TV-»Ulknudel« Gisela Schlüter. Wobei ich meinen Mund auch noch mit einem knallroten Lippenstift betonte, wodurch er natürlich noch mal größer wirkte. Die Nummern, die wir vortanzten und mimten, waren politisch, subversiv und anarchistisch, alles hatte also ein bisschen den Flair meiner Nürnberger Theatergruppe. Bei einer Nummer haben wir sogar echte Hamburger von McDonald's ins Publikum geschmissen, das fanden wir richtig punkig – und über den Punk war der Trash wieder cool. Nun arbeitet cool ja eigentlich gegen nett, deshalb hatte ich zum Ausgleich auch ein paar Schlager in das Stück eingearbeitet, die wir zum Playback »sangen«. Sie waren einfach albern und brachten das Publikum zum hysterischen Lachen. Und wieder sammelte ich eine entscheidende Erfahrung: Große Kostüme und absurde Lieder funktionieren direkter als alles Verkopfte! Da habe ich die positive Kraft der Albernheit zum ersten Mal in einem größeren Saal gespürt und hatte danach das Gefühl, fliegen zu können. Lachen bringt eine unglaubliche Energie und ist fast ein intimes Gefühl, da man plötzlich sehr nah an die fremden Leute im Publikum herankommt, viel näher als in den sogenannten kritischen Szenen unserer Show. Vorausgesetzt, es ist kein Auslachen, kein abfälliges oder zynisches Lachen. Ich meine dieses unbeschwerte Lachen, das sehr menschlich ist und bei dem du dann wirklich in den Herzen der Zuschauer bist. Ich war nach jedem Auftritt wie betrunken – noch ehe wir mit dem Feiern anfingen. Gleichzeitig habe ich gemerkt, dass es mir gar nichts ausmacht, auf der Bühne albern und lustig zu sein. Dadurch rückte ich, ohne es zu ahnen, mit meiner *Frontbetreuung* schon sehr nah an das heran, was es später mal werden sollte: breite Unterhaltung und direktes, gerne mal albernes Lachen. Auch wenn es noch in der 80er-Jahre-Kleinkunst-Subversion verkleidet war.

Trotzdem traute ich mich noch nicht, diesen Weg konsequent zu gehen. Schließlich spielten wir unsere *Frontbetreuung* nicht in den großen Stadttheatern, sondern eher auf kleinen, alternativen Bühnen. Das Gefühl war damals: Für die großen Bühnen reicht das sicher nicht, dort ist mehr Ernsthaftigkeit gefragt ... Deshalb war die *Fronbetreuung* für mich vor allem ein Riesenspaß und viel interessanter als das, was in der Uni passierte. Ich hatte sogar das Gefühl, im realen Showprogramm mehr von dem zu lernen, was im Theater wichtig ist, als in meinen Kursen. Zum Beispiel, dass eine Nummer – oder wie ich oft sage: ein Nümmerchen – funktionieren kann. Dass du wirklich sagen kannst: Diese drei Minuten haben diesen, die nächsten drei jenen Effekt auf die Menschen im Saal. So arbeite ich bis heute. Auch wenn ich mir beispielsweise für große Awardshows einen Ablauf ausdenken soll, denke ich immer in »Nümmerchen« – in einzelnen kleinen Abschnitten. Die dürfen ab und an bewegend und manchmal lustig sein, auf jeden Fall muss es immer überraschen.

Selbst heutzutage, bei so einer wirklich gehobenen Veranstaltung wie dem *Europäischen Filmpreis*, den ich schon dreimal moderieren durfte, denke ich mir irgendwo in der Mitte des Abends ein kleines »Nümmerchen« aus. Sonst fühle ich mich nicht sicher. Vielleicht ist es sogar Aberglaube. 2016 hatte ich zum Beispiel die Ehre und Aufgabe, die britische Schauspielerin und Kinoikone Charlotte Rampling anzumoderieren. Und die ist ja nun mal weltberühmt für ihren strengen Blick. Im Weltstar-Anmoderationsstress kam mein altes Travestie-Gen wieder durch und ich habe mir überlegt, dass ich sie doch in ihrem üblichen Film-Outfit – meistens ein Trenchcoat und knallrote Lippen – auf der Bühne in Empfang nehmen könnte. Die Logik folgte immer noch der der *Frontbetreuung*. Den Quickchange aus dem Smoking bekomme ich hin und schwuppdiwupp stehe ich da im Trenchcoat, rauche und gucke lasziv … theoretisch lustig. Doch dann kommt der Abend: Die echte Charlotte Rampling sitzt in der ersten Reihe und schaut mich aufmerksam an. Just in diesem Moment durchfährt mich ein Adrenalinstoß, denn ich spüre, dass die Stimmung kippen könnte. Ich bin extrem angespannt und es ist total nervenaufreibend, weil ich keine Ahnung habe, ob Frau Rampling Spaß versteht! Und das vor den versammelten Filmschaffenden Europas. Die ich verehre. Als ich sie zu mir auf die Bühne bitte, setzt sie sofort ihren berüchtigten Eisblick auf, der im echten Leben wirklich hart auszuhalten ist, und sagt: »You don't look nothing like me.« Also: Du siehst überhaupt nicht so aus wie ich. Der Saal schweigt. Bin ich jetzt die billige Hobbytranse der europäischen Kulturmoderation? Ich grinse sie an: »But I tried.« Ich hab's versucht! Und siehe da: Jetzt muss sie auch lachen und alles ist wieder gut. Mein Nümmerchen hat funktioniert! Punktsieg für Peggy Pershing!

Bei der *Frontbetreuung* war ich sehr stolz auf meine erste Showproduktion. Für mich stellte es überhaupt keinen Widerspruch dar, im Minirock Hamburger ins Publikum zu schmeißen und mich trotzdem als Künstler zu verstehen. Morgens in der Uni besprach ich die Stücke von Heiner Müller und abends fand das echte Theater statt. Wenn auch im kleineren Rahmen, dafür aber mit viel Nettigkeit, absurden Nummern, einem lachenden Publikum und einem lukrativen Folgeauftrag. Wir waren Peter

Werhahn aufgefallen, der im damals legendären Münchner *Café Größenwahn* unsere *Frontbetreuung* gesehen hatte. Der Regisseur inszenierte gerade eine angesagte Alternativ-Modenschau mit jungen Designern für die Agentur Avantgarde, bei der ich mit Penny McLean zusammen auf der Bühne *Lady Bump* singen sollte, eine Retronummer und vor allem: echt Disco! *Fly, Robin, Fly* von ihrer Gruppe Silver Convention war die erste Single, die ich mir als Jugendlicher gekauft hatte: Mir ging das Herz auf! Natürlich hätte ich nun, mit Anfang 20, ganz cool tun können, stattdessen outete ich mich beim ersten Treff mit Penny sofort als Fan. Auch bei Stars glaube ich daran: Wenn man freundlich, ehrlich, unverstellt und mit aufrichtigem Interesse auf Menschen zugeht, werden einem die meisten anderen ebenso begegnen. Menschen haben diesbezüglich sehr feine Antennen. Penny McLean jedenfalls bot mir gleich an – und das fand ich supernett –, bei der Show ihren original goldenen Overall von Silver Convention zu tragen! Und er passte! Ich war ganz ehrfürchtig, als ich an mir runterblickte. Ich dachte: Wow, der war ja nun schon in der Sendung *disco* beim *Eurovision Song Contest* und vielleicht sogar bei den *Grammys*. Penny McLean sang im Samtkleid *Lady Bump* und ich war sozusagen ihr Alter Ego in jung. Diesmal riss ich mein »Maul« ganz freiwillig sehr weit auf, denn der ekstatische Schrei im Refrain, für mich der Höhepunkt des ganzen Liedes, der musste wirklich »volle Kanne« kommen. Ganz in meinem Element, hüpfte ich im Goldoverall zusammen mit Penny McLean über die Bühne und war also wieder als Transe engagiert in diesem Modenschauspektakel, das so ganz meine Welt war: groß und bunt und lebendig.

Ein Jahr später wurde ich dann selbst als Regisseur gebucht und durfte die nächste Ausgabe der Show selbst inszenieren.

Nun wurde es interessant. Denn dieser Auftrag war dermaßen nervenzerfetzend, dass meine Nettigkeit zum ersten Mal wirklich auf die Probe gestellt wurde. Jede Avantgardeshow stand unter einem eigenen Motto, mein erstes war: Fernsehen. Das war für ein begeistertes Ex-Fernsehkind natürlich perfekt. Ich lud als Stargast Marie-Luise Marjan ein, Mutter Beimer, weil die *Lindenstraße* damals der absolute *talk of the nation* war. Die *Lindenstraße* hatte die höchsten Einschaltquoten und JEDER schaute Familie Beimer beim Abendessen zu. Ich weiß noch, wie nervös ich war, als ich zum ersten Mal einem echten TV-Star meine Idee für eine Nummer vorstellen musste – das mit Penny McLean hatte nämlich der frühere Regisseur geregelt. Damals kannte mich ja noch keiner – weder als Moderator noch als künstlerischer Leiter. Heute ist so ein Pitch für mich viel leichter. Wenn ich jetzt zum Beispiel Anna Loos, Rea Garvey und Sasha für eine große Awardshow bitte, ein von mir selbst getextetes Eröffnungslied zu singen, lassen sie sich – wenn ich Glück habe – darauf ein. Das liegt daran, dass ich inzwischen von den meisten, die mich kennen, einen Vertrauensvorschuss bekomme, von dem ich damals noch meilenweit entfernt war. Daher war ich grenzenlos erleichtert, als Frau Marjan meine Idee gefiel. Denn: Stress hatte ich auch so schon genug.

Diese Avantgarde-Modenschauen in München waren Megaevents, die jedes Mal anderthalb Stunden dauerten. Das waren also keine normalen Modenschauen, die nach 20 Minuten vorbei sind, sondern wirklich große Shows, die mit jeweils 1600 Zuschauern im berühmten *Deutschen Museum* in München stattfanden. Dafür musste ich mir für alle 32 Designer 32 Nummern ausdenken. Da waren wir dann wieder bei den Nümmerchen ... allerdings sehr viele davon! Außerdem musste ich neue Sachen lernen, zum Beispiel Showlicht. Wie setzt man überhaupt Licht? Wie leuchtet man so eine Riesenhalle am besten aus? Worauf muss ich achten? Und das alles in kürzester Zeit. Leider kamen wir erst am Freitagabend ins Museum und am Samstag war schon die erste Show! Ich konnte diese Entscheidung sogar nachvollziehen: Man wollte das größte Technikmuseum der Welt natürlich nur möglichst kurz für die Museumsbesucher schließen. Trotzdem war es natürlich ein Wahnsinn, alles in 24 Stunden reinzupressen. Aufbau, Probe, Shows. Es war der Horror! Nachts um drei Uhr hingen die Scheinwerfer immer noch nicht an der Decke, weshalb wir keine Probe laufen konnten. Meine Models schliefen alle im Backstagebereich, nur ich hielt mich wach und wartete auf das Licht. Ich bin ja eher ein Machertyp und es machte mich wahnsinnig, dass die Premiere immer näher rückte, die Beleuchtung aber noch nicht hing – und ich überhaupt nichts daran ändern konnte, weil ich völlig abhängig von den Beleuchtern war. Und dann kam ich in den Saal, hundemüde und super angespannt, und sah, wie drei (!) Leute um eine (!) Leiter herumstanden. Einer (!) stand oben und schraubte an einem (!) Scheinwerfer herum. Und alles (!!!) drum herum wartete auf den ersten Durchlauf. Da habe ich deutlich gemerkt: Jetzt findet gerade dein großes Belastungs-EKG statt. Ich dachte: Entweder drehe ich jetzt durch und brülle alle zusammen. Oder ich bleibe freundlich, gehe raus und laufe einmal um den Block. Es kostete mich zum ersten Mal wirklich Kraft, ruhig und nett zu bleiben. Damals verstand ich: Schlafmangel und Stress sind die natürlichen Feinde der Nettigkeit. Mal ganz abgesehen davon, dass man bei einem solchen Raubbau natürlich alles andere als nett mit sich selbst umgeht. Es leidet aber auch die Nettigkeit anderen gegenüber. Da muss man aufpassen! Ich schnaufte also einmal tief durch und machte mir bewusst, was für ein riesiger Fehler jetzt ein emotionaler Ausbruch wäre. Erstens war ja klar: Wenn ich den anbrülle, geht der sofort in die Konterhaltung, hört auf zu schrauben und kommt erst mal von seiner Leiter runter. Es würde einen Aufstand geben, man müsste im schlimmsten Fall die Agentur holen, alles besprechen und es wäre mindestens eine weitere halbe Stunde verloren gewesen … Zweitens bestand die Gefahr, dass der seine Arbeit beleidigt hinschmeißen würde. Schließlich war es ja auch für ihn drei Uhr. Ich holte also noch weitere dreimal tief Luft – denn sogar bei einer beginnenden Panikattacke lässt sich laut einer Studie schon mit zehn tiefen Atemzügen die Erregungsspitze kappen –, beruhigte mich wieder ein bisschen und beschloss, die Männer eben in Gruppenarbeit schrauben zu lassen und mich bei einem Marsch durch die Münchner Nacht weiter abzuregen.

Dabei kämpfte ich innerlich permanent weiter gegen das Durchdrehen. Das war ja eine riesige Verantwortung: Ich war 24 Jahre alt und es hing echt viel dran an diesen Shows. Während ich nachts um drei ums *Deutsche Museum* tigerte, malte ich mir aus, wie Frau Marjan sich bereits ihre Locken aufdrehte und Thomas Gottschalk sich sein Hemd aufbügelte. Der hatte sich nämlich als Besucher angekündigt – genau wie sämtliche Fernsehsender und Zeitungsredaktionen. Meine Nerven waren maximal angespannt. Gegen vier Uhr nachts konnten wir dann endlich mit dem ersten Probedurchlauf beginnen. Ich musste alle aufwecken. Müde schlichen meine Möchtegernmodels auf den Laufsteg. Für die Off-Modenschauen wurden ausschließlich Laienmodels gebucht, vom Typ her eher coole Barfrauen als klassische Agenturgesichter. Heute wären sie vermutlich alle tätowiert. Und in dieser Nacht gab es nun eine, die dachte, sie sei besonders toll. Dabei war sie eine

Katastrophe! Sie konnte sich keinen Schritt merken, hat immer nur gemault oder am Cateringtisch Kaffee getrunken. Sie war mir gleich zu Beginn unangenehm aufgefallen, weil sie viel zu spät erschienen war – und Zuspätkommen kann ich gar nicht leiden! Mir wird ja gerne vorgeworfen, ich hätte die Arbeitshaltung einer preußischen Gouvernante. Tatsächlich bin ich immer extrem bemüht, Termine einzuhalten und verlässlich zu sein. Trotzdem weiß ich natürlich, dass immer mal Unvorhergesehenes dazwischenkommen kann. Neulich bin ich zum Beispiel zum ersten Mal zu spät zu einer Show gekommen, weil ich in eine falsche Bahn eingestiegen war. Ausgerechnet zu der Sendung *Nachsitzen! Promis zurück auf die Schulbank* von RTL. Aber das ist ein anderes Kapitel …

Grundsätzlich bin ich da, wenn ich es sage, und hänge mich richtig rein, um meine Aufgaben gut zu erfüllen. Das war bei diesem Mädel anders. Sie hatte offenbar eine vollkommen andere Arbeitseinstellung. Ständig kicherte sie bei den Proben und brach mittendrin immer wieder ab, weil sie vergessen hatte, was sie tun sollte. Heute bin ich schlauer. Heute erkenne ich diesen Typus schon beim Casting: Wer am meisten fragt, hat am wenigsten Ahnung. Das ist ein Gesetz! Die, die es können, machen's und verschwinden wieder. Schließlich haben die noch ein anderes Leben! Und die, die es nicht können, sagen: »Kann ich bitte noch mal den Schritt sehen?« Und: »Könnte ich bitte noch mal die Note hören?« Genau so eine war das auch! Ja, ich bin nett. Ja, ich bin ein Menschenfreund. Ja, das ist mir auch wichtig. Aber diese Frau hat mich in dieser Nacht dermaßen zur Weißglut gebracht, dass mir auch das tiefe Atmen nicht mehr geholfen hat. Das erste Mal von insgesamt zweimal in meiner gesamten Karriere habe ich im Job geschrien. Das war wirklich eine dumme Trulla. Ich muss an dieser Stelle vielleicht mal klarstellen: Nettigkeit ist kein Zeichen von Schwäche! Viele Menschen scheinen das zu verwechseln. Die glauben, man sei freundlich, um Konflikten aus dem Weg zu gehen – diesen Typus gibt es natürlich auch, nur gehöre ich nicht dazu (und ich halte diese Einstellung auch nicht für gesund). Ich erinnere mich genau: Ich habe losgebrüllt und schlagartig war der ganze Saal mucksmäuschenstill. Denn wenn man immer nett ist, aber einmal brüllt, fragen sich gleich alle: Was ist denn jetzt los? Der Thomas brüllt doch sonst nie! Und dann habe ich dieses Möchtegernmodel rausgeschmissen und gesagt: »Da finden wir jetzt mal eine andere Barschönheit. Bis morgen. So schwer kann das ja nicht sein.« Mit Arbeitern, die überfordert sind und wenig Geld für ihre anstrengende Arbeit kriegen, habe ich mehr Geduld als mit großzügig bezahlten Möchtegerndiven. Bei den Beleuchtern weiß ich wenigstens, die machen ihren Job, die sind auch müde, die waren auch den ganzen Tag da. Aber diese Madame hatte Allüren – und Allüren bringen mich zum Durchdrehen, wobei ich nachträglich schon gedacht habe, dass ich meine Kritik an ihr besser etwas weniger emotional verpackt hätte. Doch dazu war ich in dieser Nacht nicht mehr in der Lage. Nach meinem Ausbruch konzentrierte ich mich auf die Damen und Herren, die mir geblieben waren – auf die, die Lust auf den Job hatten und stolz waren, bei dieser Show mitmachen zu dürfen. Da ist es wieder: Man muss immer auf seine Habenseite gucken, auf die Menschen, die das wollen und mögen, was man macht. Ob auf der Bühne oder im Publikum.

Als nun morgens um fünf endlich alle Lampen leuchteten und jedes Model wusste, was es zu tun hatte, war ich einigermaßen beruhigt. Und schickte alle, mich eingenommen, ins Bett. Dieser Zustand hielt genau bis zur Generalprobe, denn da traf mich kurz der nächste Schlag: Frau Marjan erschien im schweren roten Samtkleid und erinnerte mich daran, dass ich vergessen hatte, die Outfit-Frage mit ihr zu klären. Dieses Kleid war natürlich so gar nicht das, was die hippen Jungdesigner in der Show um sie herum machten. Es war eher ein Galakleid, das sie auch bei einem Empfang in der *Bayerischen Staatsoper* hätte tragen können. Nun überkam mich wieder die Hektik. Ich überlegte, ob ich ihr das ausreden und sie in etwas anderes kleiden sollte. Aber in was? Um uns herum war alles nur Plastik und Plexiglas. Es hätte ihr überhaupt nicht gestanden, wenn ich sie in einen Plastikschlauch gewickelt hätte! Und vermutlich hätte man auch Mutter Beimer nicht mehr erkannt... So war ihr Outfit jetzt das einzige in der ganzen Show, das ganz offensichtlich aus einer anderen Welt kam: »Avantgarde goes ARD-Vorabend!« Aber egal. Nun war es so. Außerdem war sie ja Mutter Beimer – und die durfte wahrscheinlich auch in einer Avantgarde-Modenschau so ausschauen, wie sie nun einmal aussah... Leben ist unkalkulierbar, das Showleben erst recht und diese Show war es ganz besonders, zumal wir auch noch einen Hund als Lassie und einen Seemannschor gebucht hatten, die immer irgendwo im Weg standen. Es war eine brodelnde Mischung backstage, im Publikum warteten sehr viele Leute plus Fernsehen und Zeitungen – also eine harte Schule, durch die ich da ging. Aber ich spürte, das ist genau das, was ich brauche und liebe: eine bunte Spielwiese, auf der alles chaotisch, aber auch alles möglich ist. Mit der Nettigkeit als Kompass durch all den Irrsinn. Ja, auch ein netter Mensch kann Abenteurer, Forscher oder Künstler sein – also das Gegenteil von langweilig. Und wenn es so nett weiterginge, wer weiß, was noch alles kommen würde. Vielleicht sogar ein Treffen in Paris mit Topmodel Marcus Schenkenberg...

Nett heißt nicht gleich dumm!

Ich habe mal von einer interessanten Studie gelesen, in der Forscher herausgefunden haben wollen, dass ein freundliches Lächeln in vielen Kulturkreisen als dumm empfunden wird, so zum Beispiel in Japan, Indien und sogar in Frankreich. Die Deutschen dagegen finden lächelnde Menschen angeblich sympathisch. Meiner Erfahrung nach lässt sich dieser Sympathiebonus sogar steigern, wenn man obendrein auch noch tanzen kann. Es ist wirklich faszinierend, wie wohlwollend die Menschen auf meine Teilnahme bei *Let's Dance* reagieren – und zwar durch die Bank weg alle! Selbst in der zuverlässig angespannten Atmosphäre der Flughafen-Sicherheitskontrolle. Als mir mein zuständiger Berliner Sicherheitsmitarbeiter im April 2018 diese schwarze Plastikschale für meine Jacke reicht, erkennt er mich plötzlich und strahlt mich an: »Na, Sie haben wohl eine Trainingspause? Das muss ja irre anstrengend sein.« Noch ehe ich antworten kann, reagiert sein Kollege: »Meine Frau will mich auch immer zum Tanzen schleppen, aber da mache ich nicht mit.« Gerade will ich erklären, wie viel Spaß es macht, mit einer tollen Partnerin zu tanzen, da wendet sich mir die elegante Dame, die vor mir in der Schlange steht, zu und lächelt ganz beseelt: »Sie haben in der vergangenen Show so schön getanzt.« Nun bin ich wirklich gerührt. Es war mir vorher nicht bewusst, aber es ist wirklich ein besonders nettes Kompliment, wenn jemand sagt, man hätte schön getanzt. Das ist noch besser als »Sie sind total lustig«. »Schön getanzt« ist wirklich so, als würde dir jemand einen Blumenstrauß überreichen. Gerade von Frauen höre ich das zu Zeiten der Show regelmäßig. Als ich in der meiner Wohnung nächstgelegenen Apotheke nach einer Salbe gegen meine Muskelschmerzen frage, wird der Blick der Apothekerin beinahe liebevoll: »Ich empfehle Ihnen zusätzlich entspannende

Mineralbäder. Die tun Ihren Muskeln nach dem vielen Tanzen sicher gut.« Diese Welle des Zuspruchs macht süchtig, die fehlt mir nach meinem Ausscheiden fast am meisten. Diese durchgängig freundlich-wohlmeinende Aufmerksamkeit von netten Menschen, die einen deutlich spüren lässt: Die Sehnsucht der Leute nach Heiterkeit und Harmonie ist überhaupt nicht kitschig oder doof, sondern wirklich ein tiefes Bedürfnis.

Trotzdem wird in Deutschland merkwürdigerweise erst einmal jeder für blöd gehalten, der dieses Bedürfnis befriedigen möchte. Da wird Nettsein sofort mit Dummheit gleichgesetzt. So muss ich zum Beispiel Journalisten im Interview oft erst erklären, dass ich Spaß mache, aber dennoch Adorno buchstabieren kann, damit die mich überhaupt ernst nehmen und nicht für eine Unterhaltungsnutte halten. Einige schrieben tatsächlich schon: »überraschend intellektuell«. Offenbar denken viele Redakteure, sie gingen zu einem Interview mit Fozzie Bär in schwul und sind dann überrascht, dass ich einen geraden Satz sprechen kann. Warum eigentlich? Warum wird einem heiteren Menschen unterstellt, er wäre blöd?

Ich glaube, das liegt vor allem an dieser typisch deutschen Trennung in E und U – ernste Kunst und Unterhaltung. Diese konsequente Trennung erlebte ich zum ersten Mal an der Uni, wo wir ja Theaterwissenschaft studierten und wozu zumindest theoretisch das lustige Kindertheater genauso hätte zählen können wie das ambitionierte Bauern- oder Volkstheater. Zählte es aber nicht. An meiner Uni existierte lediglich die E-Seite.

Nun hatte sich unter meinen Kommilitonen das mit meiner Modenschau aber herumgesprochen, sodass die ihre *Theater heute*-Zeitschriften noch ein bisschen höher hielten, sobald sie mich entdeckten. Einfach nur, um sich demonstrativ hinter ihrer vermeintlich künstlerischen Intellektualität zu verstecken. Das ärgerte mich. Ich hätte mich auch genauso hinsetzen und meine Stirn runzeln können, weil das natürlich immer viel leichter ist, als selbst etwas auf die Beine zu stellen. Ich nahm mir deshalb vor, dieses Posen und den Pseudoernst dieser E-Fraktion einfach nicht ernst zu nehmen. Immerhin hatten sich insgesamt 3200 Menschen meine Modenschau angesehen – so unbedeutend konnte diese leichte Form der Unterhaltung gar nicht sein. Daran hielt ich mich zumindest lieber fest als an so einer zerknitterten *Theater heute*-Zeitschrift. Trotzdem muss ich zugeben, dass diese Überheblichkeit weiter an mir nagte. Ich wünschte mir, auch die Gegenseite würde zumindest mal anerkennen, dass reine Unterhaltung einen Wert hat. Also sagte ich mir: Nicht die Netten sind dumm, sondern die Dummen unterschätzen die Netten! Deshalb empfand ich es fast als Genugtuung, als ich – während meine Kommilitonen Espresso schlürfend in ihrer Uni-Kantine saßen – von dem weltweit erfolgreichen Modelabel Hugo Boss nach Paris eingeladen wurde. Und das alles nur, um dort eine weitere junge verrückte Modenschau zu inszenieren, die eben nicht so klassisch sein sollte wie die normalen Boss-Modenschauen. Sie sollte im berühmten *Trocadéro* stattfinden, dem historischen Ausstellungspalast neben dem noch berühmteren Eiffelturm. Da saß ich nun als Theaterwissenschaftsstudent mit Mitte 20 und hatte eine Idee: Es gab ja den Boss-Mann, jenes Model, das die ganzen 70er-Jahre hindurch das Gesicht von allen Boss-Werbungen war – so wie der Marlboro-Mann, der war auch immer derselbe. Und da wollte ich einen Tag im Leben des Boss-Mannes von morgens bis abends zeigen, vom Aufstehen bis zum Smoking. *A day in the life of…* Ich dachte ja immer in Soap-Operas.

Dafür mussten wir allerdings casten. Im goldenen *Trocadéro*-Saal liefen mir zum ersten Mal keine Hobbymodels vor, sondern die schönsten Männer der Welt. Und ich saß da als der kleine schwule Junge aus München und durfte auswählen. Gott sei Dank kamen die angezogen rein! Einer nach dem anderen legte jedem (!) von uns – wir waren zu viert oder zu fünft – eine Sedcard auf den Tisch. Oder gleich einen ganzen Ordner. Dann gucktest du die Mappe durch, was der alles an Bildern hatte, sagtest »Danke schön!« und musstest entscheiden. Stapel eins: Den gucken wir uns noch einmal an. Oder Stapel zwei: Der ist raus. Und dann trat Herr Schenkenberg ein und die Sache war für mich sofort entschieden. Marcus Schenkenberg war damals 18 oder 19 Jahre alt, völlig unbekannt – und er hatte den besten Körper der Welt. Seine Sedcard war so schön, die habe ich mir, ohne darüber nachzudenken, einfach schnell in meine Tasche gesteckt. Aber es hatte ja Gott sei Dank jeder vom Castingteam eine gekriegt, dadurch war es also nicht so, dass Herr Schenkenberg wegen mir nicht gebucht werden konnte und ich ihm beinahe seine große Karriere versaut hätte.

Mit dieser Sedcard kam ich dann abends wieder in München an, rannte in die *Wunderbar*, meinen damaligen Lieblingstresen, und sagte: »So sehen die Männer in Paris aus. Und zwar alle! Und ich hab's überlebt!« Dieser Körper war wirklich auffällig perfekt, da musste ich tief durchatmen. Es war schon zu vermuten, dass Marcus Schenkenberg einmal ein Star werden würde …

Was mich aber noch viel nachhaltiger beeindruckte als die Begegnung mit diesem schönen Mann, war die Erkenntnis, dass es eine harte Prüfung war, eine solche Situation professionell duchzustehen und nicht zu einem geifernden Deppen zu werden. Wenn es um Sexyness und Erotik im Showgeschäft geht, dann wird es schnell heikel, weil du ja Körper begutachtest. Diese Situation nicht sexistisch zu gestalten finde ich extrem wichtig. Als schwuler Mann bei Frauen ist das ja eh unproblematisch, da guckst du ohnehin anders. Aber wenn einige Heteromänner bei den üblichen Blondinen so einen leichten Sabberblick kriegen ... – den möchte ich auf gar keinen Fall haben, wenn ich auf die Jungs schaue! Das ist für mich eine Frage des Respekts und der Nettigkeit.

Sobald also jemand ein Casting leitet, kann man hinter die Fassaden schauen, da lassen die Menschen oft ihre Maske fallen. Das habe ich im positiven Sinne gemerkt, als ich mal wieder mit meinem Studium haderte und mich an der berühmtesten deutschen Schauspielschule, der UdK Berlin, beworben hatte, wo ich insgesamt drei Szenen vorspielen sollte: zwei Monologe, zuerst Schiller, der ging noch. Als Zweites – selber ausgewählt, selber schuld – eine Szene aus Jean Genets Drama *Unter Aufsicht*, ein hochdramatisches Gefängnisstück, bei dem ich mir selbst einen Lach-Wein-Schreianfall eingebaut hatte, weil ich dachte, das käme bestimmt besonders gut. Ich schrie also und weinte und wälzte mich am Boden – und wurde mittendrin gestoppt, indem es ganz schnell hieß »Danke schön!«, weil es offensichtlich furchtbar schlecht war. Ich fühlte mich schrecklich, musste anschließend aber trotzdem noch ein drittes Mal vor die Jury treten. Diesmal wollten die Prüfer ein möglichst wildes Ding sehen, das ich mir selbst ausgedacht haben sollte. Ich wusste, dass beide Monologe nicht besonders toll gelaufen waren und es jetzt richtig gut werden musste, wenn es mit der Aufnahme an der Schauspielschule noch klappen sollte. Deshalb stellte ich mit Herzklopfen bis zu den Ohren meinen kleinen Kassettenrekorder mit meinem Halb-Playback auf und drückte den Startknopf. Ich hatte mir ein von mir neu getextetes Lied aus der *Frontbetreuung* ausgesucht. Es hieß *Lieber eine Waffe in der Hand als einen Atompilz in meinem Garten.* Das war natürlich *home turf,* also das, was ich gut konnte, und wo ich mich zu Hause fühlte – das haben die Leute von der Hochschule dann auch erkannt. Sie meinten: »Die ersten beiden Szenen waren nicht so gelungen, deshalb nehmen wir Sie auch nicht auf. Das dritte Stück war aber originell. Machen Sie lieber so etwas …« Sie haben also mit Stil und Anmut in die völlig richtige Richtung gedeutet, indem sie meinten: Werden Sie mal nicht der nächste Hamlet, sondern machen Sie lieber was Lustiges, selbst wenn es umgetextete Schlager sind! Und das ganz ohne Abwertung. Sie behaupteten nicht: Für Hamlet reicht's bei Ihnen nicht, da bleibt Ihnen allenfalls die Hitparade, aber die könnten sogar Sie schaffen. Dadurch fühlte ich mich als Künstler gesehen und konnte trotz Absage mit einem guten Gefühl nach Hause fahren. Das war nett. So sollte man beim Casting mit Menschen umgehen. Außerdem haben sogar Forschungen bestätigt: Es verbessert nachweislich die Laune, sobald man anderen hilft, selbst wenn man dadurch keinen Vorteil hat. Von einem netten Miteinander profitieren immer alle Beteiligten! Da wäre man doch wirklich dumm, wenn man nicht nett sein würde …

Nach meiner Schauspielschulabsage machte ich erst einmal an der Uni weiter und beschäftigte mich zumindest an den Vormittagen mit all den schweren, hochanspruchsvollen Stücken der »E-Theaterwelt«. Anschließend machte ich es mir dann nett – dafür hatte ich den perfekten Nebenjob gefunden: Ich arbeitete als Statist im *Staatstheater am Gärtnerplatz.* Als Operettenstatist! Da stand ich entweder in *Der Vogelhändler* als Bauernvolk auf der Bühne oder ich musste als Operettenkellner Champagnergläser aus Plastik durch die diversen Szenen tragen – umringt von lauter lustigen Witwen in ihren Reifröcken, die hektisch mit ihren Fächern wedelten. In *Die lustige Witwe* habe ich am häufigsten gespielt, die war wirklich sehr lustig und vor allem: sehr, sehr prägend! Denn gerade Operetten sind natürlich vollkommen *over the top*. Da muss Adorno tief schlucken. Die Kostüme sind extrem aufwendig. Die Frisuren riesig. Und viele Schauspieler tragen Masken ...

Ich werde nie vergessen, wie ich das erste Mal bei *Die lustige Witwe* zur Kostümprobe erschien und alle angezogen sah. Die Schauspieler saßen auf der Drehbühne zwischen ihren Plastikschafen und mittendrin: Tamara Lund. Das war die damalige Operettendiva des Hauses, die »Vilja, oh Vilja, du Waldmägdelein!« sang. Und der ganze Chor drehte sich in ungarischen Kostümen mit den Pappschafen um sie herum in innigen bukolischen Bildern – das war natürlich zum Piepen! Gisela Ehrensperger, heute immer noch ein Star des Hauses, stand einmal als Christel von der Post in *Der Vogelhändler* in der Gasse hinter der Bühne, als ein paar Bühnenbildhelfer ein paar Requisiten an ihr vorbeischleppten: Pappobst, unter anderem eine leicht überdimensionale goldene Ananas. Da sagte die Ehrensperger zwischen ihren schweren Arien nur ganz trocken: »Also diese Ananas kenne ich jetzt schon seit 20 Jahren.« Ich fand, sie hatte einen wirklich guten Humor, aber den brauchen Operettenleute wohl auch. Schließlich kichern sie ständig in den Stücken, erst laut hinter dem Vorhang und dann treten sie »in Champagnerlaune« mit Texten wie »Herr Kulturattaché, ist denn die Hanna Glawari aus Pontevedro schon angekommen?« heraus. Das ist so völlig meschugge. Aber auch das ist Theater, reales Unterhaltungstheater. Total albern, und trotzdem saßen damals jeden Abend 1000 Leute im Publikum und fanden es schön. Die konnten doch nicht alle dumm sein, nur weil das Stück nett war und keinen Bildungsauftrag verfolgte?

Meine *Zeit*-Feuilleton-Mitstudenten oder meine Hippie-Professoren wären im Leben nicht in eine Operette gegangen. Vielleicht hätten einige sogar Freude daran gehabt, aber sie hätten es sich niemals erlaubt, weil das nicht ihrem Selbstbild entsprochen hätte. Sie verkrochen sich lieber hinter ihrer pseudointellektuellen Fassade. Ebenso wie meine zweite Dozentin, eine stark emanzipierte, rauchende Möchtegernkünstlerin, die eigentlich immer darauf hoffte, doch noch ins echte Theater wechseln zu können. (Und die irgendwann tatsächlich noch einen Job als Dramaturgin ergattert hat.) Ich fand diese ganze Attitüde der Unileute umso nerviger, je sicherer ich mich mit meiner Haltung fühlte, dass Lachen einen Wert hat und man deshalb nicht dumm ist. Ganz im Gegenteil: Bald hatte ich das Gefühl, die begrenzten sich mit ihrer Einstellung nur selbst. Attitüden, der Druck, nicht aufzufliegen, und unangemessene Erwartungen erzeugen ein Umfeld, das ein wohlwollendes Miteinander und ein (künstlerisches) Wachsen verhindern. Das will doch keiner! Dieses Abgehobene und sehr Feuilletonnahe hatte immer weniger mit meinem Erleben und meinem Verständnis von Theater zu tun. Kreativität gab es für die Unifraktion nur in eine bestimmte Richtung – und das war jedenfalls nicht die Unterhaltungsseite. Aber warum sollte Kunst nicht auch Spaß machen? Oder noch besser: Warum durfte Spaß nicht auch Kunst sein? Es ist doch eine Kunst, Menschen Freude zu bereiten.

Weil mir dieses Missverhältnis immer deutlicher bewusst wurde, kam mir eine verrückte Idee: Was wäre, wenn ich meine

Morgenwelt um zehn und meine Abendwelt um 22 Uhr zusammenpacken würde? Was würde passieren, wenn die sich treffen würden? Wenn wir jetzt die Christel von der Post als frühe feministische Arbeiterin im *Theater heute*-Regiestil definieren würden? Dabei dachte ich natürlich an meine Dozentin. An ihren feministischen Ansatz und ihr Kettenrauchen. Die füllte wirklich fast schon eine eigene Comedy-Sketchrolle aus. Wie sie immer alles nach ihrem Ansatz zerlegte, dann aber Vorzeige-Feministinnen wie die Regisseurin Margarethe von Trotta und jeden ihrer Filme völlig unkritisch feierte. Weil ich den Widerspruch zwischen dieser Feuilleton-Hörigkeit und dieser zur Schau getragenen intellektuellen Freiheit so gaga fand, habe ich mich gefragt: Was wäre denn das Absurdeste, was die heiligen Kühe solcher Frauen machen könnten?

Und so entstand mein neues Stück, eine Operetten-Persiflage mit dem schönen Titel *Margarethe von Troja inszeniert den Vogelhändler*. Mein neues Stück war eigentlich ein typisches »Komödchen«, das man an der Uni in Oxford vermutlich mit der lustigen Theatergruppe *The Oxford Players* gespielt hätte. Aber wir hatten bei den Theaterwissenschaftlern keine Theatergruppe, außerdem war mir schon klar, dass meine Kommilitonen bestimmt nicht meine Komödie spielen wollten. Die wäre denen viel zu blöd und zu albern gewesen. Das wäre alles allenfalls in eine fünfstündige Diskussion ausgeartet – und trotzdem nie zum Stück geworden, weshalb ich andere bequatschen musste, bei mir mitzumachen. Acht Mann für das Orchester, dazu noch mal acht Mann auf der Bühne, insgesamt 16 Leute, die natürlich erst einmal ohne Gage auftreten sollten. (Später gab es ja welche, da wurden dann die Einnahmen geteilt.) Für das Bühnenbild konnte ich trotz meiner schlechten Vertragsbedingungen einen super Bühnenbildner gewinnen, aber die Kostüme musste ich von meinem Statistengeld nähen lassen. Es war richtig viel Aufwand und meine bislang größte Theater-Eigenproduktion, bei der ich als Regisseur und Autor tätig war, aber nicht selbst auf der Bühne stand. Es machte mir ziemlich viel Spaß, jeden Tag von hinten zu gucken, wie mein Stück lief. Und weil ich meine Produktion wirklich gelungen fand, habe ich das Buch schließlich meiner Dozentin zum Lesen gegeben. Da wollte ich nun doch mal wissen, ob sie sich nicht wenigstens ein bisschen für meine Arbeit erwärmen könnte. Immerhin machte ich ja auch Theater, sogar eine richtige professionelle Produktion, für die Zuschauer Eintritt bezahlten, da hätte sie ja zumindest sagen können: »Schön, dass Sie außerhalb des Lehrplans noch so etwas realisieren!« Amerikanisch eben. Stattdessen war sie sichtbar erschüttert. Sie stand vor mir – kettenrauchend, wie das bei ihr so üblich war – und schnarrte: »Das ist ja alles ganz nett, Herr Hermanns.« Und schon sind wir wieder bei unserem Thema: nett. Nur war es bei ihr nicht positiv gemeint. »Aber ...«, langer Seufzer, langer Zug an der Zigarette, »... warum diese Frau? Warum Frau von Trotta?« Sie wirkte richtig unglücklich, als ob meine kleine Komödie der Karriere der Starregisseurin den Todesstoß versetzt hätte, und kam natürlich nie zu einer Aufführung, obwohl ich sie dazu eingeladen hatte. Dabei hätte ich ihr so gerne bewiesen, dass reine Unterhaltung einen Wert besaß, in diesem Stück originelle Ideen steckten und es durchaus eine Qualität hatte – aber *no way*, damit kam ich bei der Unifraktion nicht durch! Das war mir spätestens da klar. Von der Anerkennung von dieser Seite musste ich mich komplett lossagen, hier waren nur Watschen zu erwarten. Aber damals war ich wahrscheinlich noch zu jung, um mir zu überlegen: Von wem ist mir Anerkennung überhaupt wichtig? Inzwischen weiß ich ja, dass man natürlich nie allen gefallen kann, weshalb man vor allem selbst von seiner Sache überzeugt sein sollte. Und wenn man gut ist und ein bisschen Glück hat, findet man dann auch andere, die es mögen …

Ich nahm mir vor, mir die positive Energie künftig ausschließlich aus dem Publikum zu ziehen – da kann man sich auf oder hinter der Bühne als Autor oder Regisseur total leicht »einstöpseln«, mit der Energie der Zuschauer verbinden. Und das braucht man, glaube ich, wenn man in Deutschland gute Laune machen und behalten will. Trotzdem musste ich die Kritik meiner Dozentin erst einmal verdauen, weil ich ja grundsätzlich ein Streber bin. Nun steckte ich also in dem Dilemma, dass das, was ich gut fand, in dem akademischen Kontext nicht für gut befunden wurde und dementsprechend auch niemals gut benotet werden würde. Irgendwie hatte ich immer noch gehofft, meine Dozentin könnte meine Operette zumindest als das erkennen, was sie war: nämlich ein nettes Stück. Meine Kommilitonen sprachen immer nur davon, was sie wie machen würden. Aber ich machte ja wirklich etwas. War das nicht auch etwas wert? Offenbar nicht in der Uniwelt. Und auch nicht im deutschen Feuilleton, da war die E-Polizei dann zum zweiten Mal im Anmarsch …

Wir hatten für *Der Vogelhändler* eine ordentliche Pressemitteilung rausgegeben. Könnte ja sein, dass irgendjemand unser Stück ankündigen würde. Dabei geschah ein Fehler: Als die von der *Süddeutschen Zeitung* unsere Vorankündigung bekamen, »Margarethe von Troja inszeniert den Vogelhändler und Volker Schöndorf wird auch anwesend sein«, korrigierten sie unseren Text in: »Margarethe von Trotta inszeniert den Vogelhändler und Volker Schlöndorff wird auch anwesend sein«. Sie dachten, wir hätten die Namen falsch geschrieben. Durch die Korrektur der

SZ wurde mein kleines lustiges Stück nun auf einen Schlag zum nationalen Ereignis. Im Theater ging der Alarm los. Die Telefone liefen heiß. *Der Spiegel, Stern* – alle kündigten sich zu unserer Premiere an. Weil sie dachten, dass die berühmte von Trotta inszenieren und ihr Mann Volker Schlöndorff ebenfalls kommen würde. Es war damals ja durchaus hip, dass Starregisseure in kleinen Theatern experimentelle Stücke aufführten. Das Theater, in dem wir spielten, hieß *Rationaltheater* und war ein Kabaretttheater im Münchner Künstlerviertel Schwabing mit einem durchaus guten Ruf. Das war nicht *nichts*. Da hätte man sich also durchaus vorstellen können, dass die von Trotta sagte: »Ich inszeniere mal etwas Experimentelles in einem kleinen Schwabinger Theater.« Außerdem gab es damals ja auch noch kein Internet, wo man schnell mal hätte gucken können, ob die von Trotta überhaupt gerade im Lande war... Nun bekam das Ganze also diese Schieflage, die wir zunächst aber nicht als solche erkannten, sondern stattdessen dasaßen und uns freuten: »Das läuft ja super! Sollen nur alle kommen! Sekt!«

Der Spiegel und *Stern* hatten dann wohl noch eine andere Quelle herangezogen, um herauszufinden, ob Frau von Trotta wirklich etwas mit dem Stück zu tun hatte – und am nächsten Tag wieder abgesagt. Nur die *SZ* hatte es irgendwie verschlafen... Deshalb schickte die *Süddeutsche* nun wirklich ihren führenden Opernkritiker zu unserer Premiere und leider nicht die nette junge Praktikantin, die vielleicht den Humor unseres Stücks geteilt hätte. Nein, es kam Herr Baldur Bockhoff. Und weil er keinen besseren Platz mehr abbekommen hatte, saß er bei der Premiere wie in Stein gemeißelt auf einem Barhocker direkt vor der Technik und wirkte ziemlich angefressen. Echt keine guten Voraussetzungen für eine positive Kritik! Wir konnten gar nicht gewinnen.

Am übernächsten Tag wurde unser kleines, liebenswertes Stück dann auf ungefähr vier Spalten zerrissen, was mir damals schon sehr wehtat. An die letzten Sätze erinnere ich mich heute noch – sie lauteten in etwa so: »Das Stück dauert drei Stunden und in dieser Zeit kann man von München nach Ingolstadt und zurück fahren. Dort liegt Brecht begraben. Auch Studenten sollten das wissen.« Kopf ab! Das war er also, mein erster Kontakt zum deutschen Feuilleton. Richtig verletzend. Die Kritik haute mich wirklich um, da sie nicht andeutete, sondern mir ziemlich unverblümt sagte, dass ich da völlig dummes Zeug auf die Bühne gebracht hatte. Ich war verletzt und dachte: ihr Arschgeigen! Das ist wirklich gemein. Ich hatte damit einen weiteren Feind lokalisiert – er tummelte sich offenbar im Feuilleton. Im Nachhinein ist mir natürlich klar, warum das so schiefgelaufen ist. Aber damals musste ich erst einmal ein paar Nächte drüber schlafen, um diese vernichtende Kritik zu verdauen. Das mache ich heute noch so, wenn mich etwas schwer trifft: Das muss ich erst einmal mit mir ausmachen, dafür ist es dann aber auch verarbeitet. Damals halfen mir ein paar Abende im Theater mit Leuten, die mein Stück mochten. Applaus bedeutet mir seitdem immer mehr als die deutschen Feuilletonskritiken.

SELBST DIE SCHLIMMSTEN MIESEPETER BRINGEN EINEN NICHT VOM WEG AB

Es klopft an unserer Hotelzimmertür. Mein Mann Wolfgang steht auf, um dem indischen Zimmerkellner, der unser Frühstück bringen soll, die Tür zu öffnen. Die Luft ist warm, draußen ist es wuselig belebt. In Delhi ist alles so, wie ich es mag – vor allem im Januar, wenn es zu Hause in Deutschland so richtig kalt und grau ist. Für Indienreisen ist das die beste Jahreszeit! Ich strecke mich noch einmal im Bett und höre, wie der Kellner Wolfgang freundlich begrüßt: »Good morning, mister!« Er fährt sein klapperndes Wägelchen mit dem Frühstück ins Zimmer, sagt routiniert: »Good morning, misses.« Und erstarrt, weil nämlich keine Misses, sondern ich im Bett liege. Sofort wird der Kellner puterrot und verschwindet so schnell aus unserem Zimmer, dass er fast sein Trinkgeld vergessen hätte, wenn Wolfgang ihm nicht noch hinterhergerufen hätte. Ich muss grinsen, weil ich solche Konfrontationen mag. Es ist gut, wenn jemand so etwas mal sieht, dann ändert sich vielleicht sein Bild! Denn grundsätzlich ist die Situation für Schwule in Indien furchtbar. Gerade wurde zwar die Strafe für gleichgeschlechtlichen Sex aufgehoben, trotzdem sind die Verhaltensweisen in diesem Land weiterhin völlig diskriminierend. Da werden Kinder von ihren Familien verstoßen, die sich zu ihrer Homosexualität bekennen, in den Jobs werden Schwule und Lesben ausgebeutet und es kommt häufig zu brutalen Übergriffen, sogar durch die Polizei. Wenn ich so etwas lese, bin ich wirklich dankbar dafür, wie die Situation bei uns in Deutschland ist. Davon würde in Indien jeder Schwule träumen! Schon deshalb finde ich es gut, als schwules Paar in Indien Urlaub zu machen, um den konservativen Leuten dort zu zeigen: In anderen Ländern ist Homosexualität legal und vor allem ganz normal! Bis zu diesem Urlaub war ich eigentlich beim Thema Ehe immer deutsch-feministisch unterwegs, fast im Unistyle… Wir sind jetzt so lange zusammen, warum sollen wir da noch heiraten? Wir müssen unsere Liebe schließlich nicht vom Staat besiegeln lassen! Aber um die Freiheit in Deutschland zu feiern, habe ich Wolfgang dann ausgerechnet in Indien spontan einen Heiratsantrag gemacht – vermutlich eine Trotzreaktion auf diese unerträglichen Verhältnisse dort. Ich hasse Unterdrückung und Ungerechtigkeit! In Quizshows spiele ich deshalb auch immer für *Human Rights Watch*, eine Organisation, die ständig daran arbeitet, die Menschenrechtslage in diesen ganz schlimmen Ländern zu verbessern.

Trotz ist ohnehin eine meiner ausgeprägteren Charaktereigenschaften. Manchmal denke ich, dass mich womöglich genau dieser Trotz davor bewahrt hat, mich doch noch anzupassen. Denn spätestens nach den Watschen meiner Dozentin und des Feuilletons zu meiner kleinen Komödie kam ich erneut ins Grübeln … Ich hatte verstanden, dass Liveunterhaltung, die vielen Leuten Spaß macht, von bestimmten Organen trotzdem garantiert niemals Wertschätzung erfahren würde. Auf gar keinen Fall! Gleichzeitig sah ich aber auch, dass dieses verrissene *Vogelhändler*-Ding in seinem Ausmaß durchaus erfolgreich war: Die Bude war jeden Abend voll, die Leute lachten, das klappte in sich. Nur wollten diese grauen Herren den 100 Leuten im Publikum den Spaß offenbar vermiesen. Für sie war das »Lachen unter Niveau«. Ich fragte mich: Was heißt das eigentlich? Wer entscheidet denn, was »unter Niveau« ist? Wer ist diese ominöse Niveaupolizei und will das festlegen? Ich kam für mich zu dem Schluss, dass das doch jeder selbst bestimmen dürfe, da Humor und Geschmack so individuell sind wie die Menschen an sich. Für diejenigen, die sich auf der E-Seite des Lebens aufhalten, hat Lachen eben keinen oder zumindest einen geringeren Wert. Es sei denn, du bist satirisch oder politisch, dann geht es wieder. Ist man aber albern und nett, wird dir das von diesen Leuten fast schon vorgeworfen – so wie von meiner Dozentin. Das, was ich als Wert empfand, nämlich nett und lustig zu sein, war für sie ein Negativum. Und das irritierte mich. Ist es denn nichts Gutes, nett zu sein oder lustige Dinge zu machen? Warum erfährt das so eine Abwertung? Will ich mir wirklich die gute Laune verderben lassen? Eigentlich nicht!

Und dann stand die Nuklearübung in der Uni an. Ein gemeinsam inszenierter Theaterabend. Das Thema lautete »Atomtod« und jeder Student sollte dazu ein kleines Stück oder eine Szene inszenieren. Es versprach also mal wieder ein heiterer Tag an der Uni zu werden... Das war ja ohnehin diese fröhliche Zeit in den 80ern, als der kalte Krieg die Schlagzeilen der Tagespresse beherrschte. Alle hatten Angst vor nuklearer Gewalt und dem Atomkrieg. Das Thema passte also absolut in die Zeit. Ich entschied mich für Marguerite Duras' *Hiroshima, mon amour.* Einen Dialog zwischen einem japanischen Architekten und seiner französischen Geliebten, einer verheirateten Schauspielerin. Meine Szene spielte im Bett. Anhand der Beziehung dieser beiden Liebenden sollten Hiroshima und die Folgen in den Köpfen der Menschen dargestellt werden. Ich wollte es wirklich gut machen, aber eben realistisch! Und das fing bereits bei den Kostümen an: Meine Darstellerin musste teure Wäsche tragen – die französische Geliebte geht natürlich nicht in Schiesser Feinripp mit ihrem Liebhaber ins Bett! Also mussten wir für die Schauspielerin Dessous kaufen. Die kosteten damals 300 Mark, irrsinnig teuer für Studenten. Trotzdem wollte ich das so, es sollte unbedingt authentisch wirken. Aber meine Dozentin sah natürlich (!) nur dieses Negligé und dachte, wir wären nun der verkörperte Kapitalismus. Erst war ich der Trotta-Mörder und jetzt das doofe Glamourgirl der Truppe. Obendrein hatte ich meine beiden Darsteller auch noch auf ein Satintuch drapiert – immerhin hatte ich auf ein realistisches Bett verzichtet, ich konnte schon abstrahieren –, aber damit landeten wir dann komplett in der Schmuddelecke. »Das ist Boulevard!«, kam das Todesurteil aus der verrauchten Kulturkehle. Meine Dozentin hatte uns vorsichtshalber gleich an den Anfang des Abends gesetzt. Vermutlich, um den bunten Boulevardtrash möglichst schnell hinter sich zu bringen, denn nach uns kam dann der Blut-und-Gothic-Teil. Ein Kommilitone inszenierte eine Szene von Achternbusch, die in einem Irrenhaus spielte, in dem alle nuklear verstrahlt waren. Dabei trugen alle Darsteller blutige Papiermützen auf dem Kopf und schrien herum und wälzten sich in ihrem Elend. Meine Kommilitonen waren so von sich eingenommen, dass sie natürlich in dem Moment, in dem sie Blut oder Elend oder Verrückte oder Irrenhaus spielten, völlig aus sich herausgingen. Dann wurde gebrüllt und sich am Kunstblut gütlich getan. Ich fand das so lächerlich, wie sie sich da reinschmissen und den Atomtod dazu benutzten, um sich selbst als hemmungslos ehrliche Mimen zu feiern. Sie litten für alle Hiroshimaopfer – und waren dabei innerlich schon wieder auf dem Weg zum nächsten Espresso. Die Mädels im Kurs durften natürlich die Opfer von solchen Nuklearkatastrophen spielen und hatten allesamt nur zerrissene Unterröcke aus dem Secondhandshop an. Die waren für den männlichen Blick der zukünftigen Starregisseure drum herum also schön auf »opfersexy« getrimmt. Das fiel meiner feministischen Dozentin komischerweise gar nicht auf. Meine Schauspielerin war gut angezogen und elegant geschminkt. »Sie ist ja eine Diplomatengattin«, murmelte ich immer vor mich hin. Einen asiatischen Schauspieler hatte ich ja leider nicht, aber ich versuchte zumindest, dass alles realistisch wirkte. Und genau das war nicht gewollt. Meine Dozentin kam nachher zu mir und sagte: »Hermanns, es ist doch so: Wenn ich an einer Papiermütze eine Irrenanstalt erkenne – DAS ist Theater!« Da war ich wieder raus mit meinem Satinbetttuch. Für sie war Theater, wenn man behauptete: »Dieses Brett ist jetzt ein Boot und das fährt dann ins Inferno.« Ich fand: Dieses Brett ist zunächst mal ein Brett. Das ist eben kein Boot. Und das machte immer den großen Unterschied: Die Dozentin wollte, dass ich meine Phantasie benutzte, ich aber habe erst mal geguckt, was Sache ist. Und so ist es noch heute: Wenn ich ein Brett sehe, dann schaue ich ein Brett an – und kein Boot. Ich kann mir das schon vorstellen, aber ich weiß nicht, warum ich das tun sollte!? Man hätte ja ein schönes Boot bauen können, ich habe schließlich auch ein schönes Betttuch hingelegt, aber damit war ich für alle anderen schon wieder der Unterhaltungsfuzzi. Zwischendurch fragte ich mich schon: Bin ich denn der Blöde hier? Nur weil ich nicht empfänglich bin für billige Lyrik? Dabei fällt mir eine Bettszene aus meinem Lieblingsfilm ein: *Die Eule und das Kätzchen* mit Barbra Streisand. Sie spielt eine Nutte, die mit ihrem Liebhaber, einem Dichter, morgens im Bett liegt. Und fordert ihn auf: »Lies mir doch mal ein Gedicht vor!« Er fängt an: »Der Morgen spuckt dem Tag die Sonne ins Gesicht.« Sie guckt erst ganz aufmerksam, dann sagt sie: »Der Morgen spuckt doch nicht.« Und er: »Das ist ein Bild.« Und dann kriegen sie sich total in die Haare, bis sie ihn zum Schluss anbrüllt: »Weil der Morgen nicht spuckt!« Genau so fühlte ich mich damals in der Uni. Als Nutte der Theaterwissenschaft inmitten lauter Hobbydichter.

Neben der nun mehr als offensichtlichen Tatsache, dass ich komplett anders tickte als meine Kommilitonen und auch anders, als die Uni mich haben wollte, fiel mir noch etwas auf: Nämlich dass bei den anderen Nukleartod-Inszenierungen ein äußerst harter und strenger Regieton herrschte. Und im Regietheater ein cooler, männlicher Despot offensichtlich etwas Gutes ist, besonders wenn du alle Schauspieler (aber vor allem die Schauspielerin, die du begehrst) zum Weinen bringst und – auch das fand man gut – »brichst«. Mit dem schönen Satz »Jetzt sei mal nicht so vordergründig!« nach acht Stunden Probe. Kapiert: Das Theater war für diese Leute eine Leidensanstalt, wo viele echte Tränen auf der Bühne flossen und man sich nackt im Blut wälzen musste. Das war die Ästhetik der Zeit – und die passte nun wirklich so gar nicht zu meinem freundlichen Operettengemüt, zu meinen Komödien und allem anderen, was ich gerne mochte. Meine Haltung war komplett konträr. Ich war damals schon davon überzeugt, dass man nur dann Höchstleistungen von anderen bekommt, wenn man ihnen ein positives und wertschätzendes Umfeld bietet. Nettsein ist also nicht bloß nett, sondern obendrein auch noch zielführend.

Weil klar war, dass ich mich da niemals anpassen würde, überlegte ich kurz, ob so ein cooles deutsches Sprechtheater vielleicht generell nicht der richtige Ort für mich war. Vielleicht sollte ich nach meinem Abschluss eher Opernregisseur werden? Mehr Musik, weniger Diskussion! Und ja, auch bei Wagner herrschte das Regietheater, aber es gab ja auch immer noch einen Offenbach oder einen Rossini ... Es wäre vielleicht ein Kompromiss: Anerkannte Kunst ohne blutige Papiermützen. Ich legte also meine Magisterprüfung in Theaterwissenschaft ab und bewarb mich unmittelbar danach an der Akademie von August Everding, der damals der absolute Musiktheatergott war. Diese Idee fühlte sich wie ein kompletter Neustart an. Ich war wirklich voller Hoffnung, im

Musiktheater endlich meinen Platz zu finden. Doch dann musste ich eine Beethovensonate am Klavier vorspielen, eine Gehörprüfung ablegen, Theaterwissenschaftstests bestehen und eine Szene improvisieren. Und Improtheater habe ich schon immer gehasst! Auch noch zu den Begriffen: Winter, Penner, Mülltonne. Die genaue Aufgabe lautete: »Bitte improvisieren Sie zu diesen drei Begriffen Schauspiel. Einmal lustig, einmal traurig.« Da saß ich nun am Boden vor der Jury, wieder eher im *Muppet Show*-Stil, und klopfte mir frierend auf die Arme wie eine vor die Hunde gekommene Miss Piggy. Auch ich fand es furchtbar. Wobei ich bis heute sage: »Wer das lustig hinkriegt – Penner, Mülltonne, Winter –, der verdient echt meinen höchsten Respekt!« Um es kurz zu machen: Auch dort wurde ich nicht genommen. Das wäre dann der Weg ins deutsche subventionierte Theater gewesen, aber der sollte es auch nicht werden …

Und nun stand ich da – als zu netter und zur Albernheit neigender Magister der Theaterwissenschaft – und hatte keine Ahnung, was ich arbeiten sollte. Ich war dermaßen ratlos, dass ich mich sogar beim Arbeitsamt meldete: »Was würde der Staat mir denn nun nach meiner Ausbildung empfehlen?« Ich hoffte wirklich, dass die Dame dort in ihren Computer schauen und strahlend verkünden würde: »Wir haben eine perfekte Stelle für Sie. Da müssen Sie den ganzen Tag große Perücken tragen, lustige Stücke inszenieren und Hamburger ins Publikum schmeißen.« Hätte ja sein können. Wusste ich ja nicht. Ich setzte mich also in das kleine graue Büro und lächelte freundlich. Die Mitarbeiterin des Arbeitsamts sah tatsächlich sofort in ihren Computer, so wie ich mir das ausgemalt hatte, ich rieb bereits aufgeregt meine Hände, da sagte sie: »Programmierer werden gerade gesucht. Werden Sie doch Programmierer.« Ein bisschen hatte ich das Gefühl, die Dame hätte mir nicht richtig zugehört. »Ich bin studierter Theaterwissenschaftler«, erklärte ich ihr deshalb noch einmal. Sie nickte: »Schön, dass Sie Ihr Studium abgeschlossen haben. Sie könnten auch Taxi fahren. Viele Theaterwissenschaftler fahren Taxi.« Damit hatte sie dann das Todesurteil gefällt. Jetzt war klar, dass mein ganzes Studium völlig für die Katz gewesen war. Nun war ich also ein netter Magister, der glaubte, dass man nicht auf Proben herumbrüllen und alles dekonstruieren müsse – und kein cooler Theaterdespot. Kurz gesagt: Ein Magister, der rein gar nichts wert war. Ich bedankte mich höflich und schlappte niedergeschlagen aus ihrem Büro. Doch sobald mir auf der Straße frischer Wind um die Nase wehte, gewann mein Trotz die Oberhand: Ich schwor mir, nie wieder zum Arbeitsamt zu gehen. Für mich war dieses Thema für alle Zeiten abgehakt. Die verstehen schließlich überhaupt nicht, was ich kann. Ich bin Peggy Pershing plus Magister! Und was ich noch viel schlimmer fand: Es interessierte sie auch nicht.

Doch auch diesmal hatte ich plötzlich einen Plan B im Kopf, ohne vorher über einen Plan B nachgedacht zu haben. Ich wollte nach New York gehen, in die Hauptstadt des Entertainments, direkt an den Broadway. Schließlich kam alles, was ich an Entertainment gut fand, von dort: *Grease*, *Saturday Night Fever*, alle Komödien, die lustig waren, *Is' was, Doc?*, Woody-Allen-Filme, *A Chorus Line*, Fred Astaire, *Hair*. In New York tanzten doch ständig alle durch den Central Park! Außerdem hatte ich eine neue Freundin, die in New York lebte, Gayle Tufts. Sie hatte ich gerade erst kennengelernt, als sie in München mit ihrer Performancetruppe auf Tour war. Die wollte ich besuchen! Noch bevor ich den Schlüssel ins

Schloss meiner kleinen Münchner Wohnung gesteckt hatte, war klar, dass ich nach Amerika gehen würde. Dort wollte ich mir in Ruhe überlegen, wie es für mich weitergehen sollte. Schließlich hatte ich genug Ideen. Und einen Trotzkopf! Darauf konnte ich mich verlassen. Und wieder hatte ich in der Zeitung den richtigen Artikel gelesen, natürlich nicht im Feuilleton, sondern im Wissenschaftsteil. Dort hatten Forscher bestätigt: Trotzige Kinder haben später die besten Uniabschlüsse und die höchsten Gehälter, weil sie besser darin sind, für ihre Überzeugungen zu kämpfen und so ihre Interessen durchzusetzen.

Na bitte!

Zusammen ist man weniger allein

Kaum ein anderer deutscher Entertainer arbeitet mit so viel Herz wie Hape Kerkeling. Er legt seinen Finger nie unangehm in die Wunde, sondern ausschließlich positiv. Er macht nur Shows, die das Nette im Menschen ansprechen, und würde niemals zynisch oder hartherzig moderieren. Schon deshalb ist Hape ein absolutes Idol von mir. Und ich bin hochnervös, als ich ihn zum ersten Mal treffen soll. Wir sind in einem Kölner Hotel verabredet und ich ärgere mich, dass ich so aufgescheucht durch das Foyer laufe, während ich nach ihm Ausschau halte. Normalerweise bin ich eher ruhig, selbst wenn alle hektisch werden. Ich zwinge mich zu einem langsameren, festeren Schritt. Gerade heute ist es wichtig, dass ich einen vertrauenerweckenden Eindruck mache, schließlich möchte ich Hape um eines seiner Babys bitten: Seine erfolgreiche Filmkomödie *Kein Pardon* würde ich gerne in ein funkensprühendes Musical adaptieren. Bei meinem letzten New-York-Besuch waren lauter Filmstoffe die großen Broadway-Sensationserfolge – da habe ich natürlich gleich überlegt, welche deutsche Komödie sich dafür eignen würde. Und dabei ist mir Hapes *Kein Pardon* eingefallen, mit Peter Schlönzke als »lustiger Glückshase«, der als Hauptfigur durch die ganze Show hüpft. Diese Geschichte gefällt mir schon deshalb so gut, weil sie auch ein bisschen Hapes und mein eigenes Leben widerspiegelt: nämlich unsere grenzenlose Begeisterung für die Show und das Fernsehen. Gleichzeitig aber auch das, wogegen wir ankämpfen, gegen dieses Gegenteil von nett mit diesem unfreundlich-hysterischen Showmaster Heinz Wäscher, der alle anbrüllt: »Ich kann so nicht arbeiten!« Noch dazu erinnern mich die Schlönzkes, also diese bodenständige Ruhrpottfamilie mit dem Herz am rechten Fleck, an meine eigene Familie, an meine Oma, an meinen Opa, eben an meine »Ruhrpott-Roots«.

In diesem Gespräch möchte ich Hape um die Erlaubnis bitten, seinen Stoff, der ganz offensichtlich sehr biographische Züge trägt, zu bearbeiten. Ich finde, bei solchen Treffen trennt sich die Spreu vom Weizen. Hape könnte mich ja sehr deutlich spüren lassen, dass ich etwas von ihm haben möchte. Macht er aber nicht. Er strahlt mich breit an, als er mir seine Hand reicht, weil er sich offensichtlich freut, dass sein Baby auf die Musicalbühne soll. Ich erläutere Hape, was ich vorhabe, und verspreche: »Ich werde mit deiner Geschichte gut umgehen.« Noch am Tisch sagt Hape mir die Rechte zu – mit einer Bitte: »Nur das Ende muss anders werden. Das ist der schlechteste Filmschluss aller Zeiten.« Hape hatte sich für Peter Schlönzke damals ein offenes Ende ausgedacht, daraus soll ich nun ein echtes Musical-Happy-End machen. Das mache ich gerne! Im »Nettmachen« bin ich super – das erkennt wohl auch Hape sofort.

Als ich nach unserem Gespräch mit ruhigen Schritten auf die Rezeption zugehe, um mir ein Taxi zum Flughafen zu bestellen, bin ich nicht nur zufrieden, sondern tief berührt von dem Gefühl, eine verwandte Seele gefunden zu haben. Ich glaube, solche Begegnungen sind ganz entscheidend. Jeder braucht Menschen, die seine Überzeugungen teilen. Viele meinen ja, meine Unerschütterlichkeit hänge mit meinem großen Selbstbewusstsein oder meiner sonnigen Grunddisposition zusammen. Ich aber bin überzeugt: Es hat vor allem mit meinem Rückhalt zu tun. Meine Eltern waren bis heute bei jeder meiner Premieren dabei. Bei der ersten Aufführung von *Kein Pardon* saßen Mama, Papa und meine Schwester Petra ganz selbstverständlich mit rosa Glückshasenohren aus Plüsch im Publikum. Sie haben »ihr Kind« und den großen Bruder bei allen Ideen unterstützt – und das schon zu Zeiten, in denen man wirklich noch nicht absehen konnte, dass aus mir mal ein Fernsehstar würde. Ganz im Gegenteil: Es gab Phasen, in denen sich die meisten Eltern vermutlich eher Sorgen gemacht hätten, ob aus ihrem Nachwuchs überhaupt mal etwas Vernünftiges würde, ob er jemals in der Lage sein würde, seine Miete zu zahlen. Aber selbst in solchen Momenten haben mir meine Eltern bei meinen Shows auf der Bühne zugejubelt. Für mich war dieser Rückhalt vermutlich der ausschlaggebende Grund, warum ich heute nicht als Rechtsanwalt in irgendeiner mittelgroßen Kanzlei Verkehrsdelikte bearbeite, sondern mich getraut habe, meinen Talenten nachzugehen und sie entsprechend zu entwickeln. In Deutschland brauchst du Rückhalt. Das habe ich auch schon oft von anderen Entertainern gehört, gerade von denen, die sehr sonnig sein müssen, schlagfertig oder in sich ruhend. Sobald die Presse meint: »Mach was Anständiges!«, würdest du es vor allem in der Anfangszeit nicht ertragen, wenn du dir dasselbe von deinen Eltern oder anderen Menschen, die dir sehr nahestehen, anhören müsstest. Wenn man aber weiß, man wird wirklich geliebt, die entscheidenden Menschen vertrauen einem und trauen einem alles zu, dann kann einen nichts umwerfen. Das hilft einem immer. Sogar im deutschen Entertainment.

Trotzdem benötigte auch ich erst noch eine Art Startschuss für meine Karriere. Und den bekam ich in Amerika, wo ich zum ersten Mal nicht nur einzelne Menschen finden sollte, von denen ich mich angenommen fühlte, sondern ein komplettes soziales Umfeld … Meine Eltern hatten mich in meiner Idee bestärkt, mir zur Orientierung eine Auszeit zu nehmen, um herauszufinden, was ich künftig machen wollte. Ich hatte von meinem Opa ein bisschen Geld geerbt, mit dem ich meine Reise finanzierte. Es war meine erste New-York-Reise, es war sowieso meine erste richtig weite Reise. Dennoch fühlte ich mich, sobald ich das erste gelbe Taxi entdeckte, in der Achteinhalb-Millionen-Einwohner-Stadt sofort heimisch, denn in New York kennst du einfach alles aus Filmen. Fast an jeder Ecke hast du den Eindruck: Da war ich schon! Der Flughafen, die gelben Taxen, es war, als würde ich mich in einem Filmset bewegen – fehlte nur noch, dass plötzlich Matrosen durch die Straßen tanzten und sangen wie bei *On the Town*. New York war für mich nicht *Taxi Driver* und Robert de Niro, sondern eher *On the Town* und Gene Kelly.

Ich hatte ein Zimmer in einer WG im East Village gemietet, das mir meine Freundin Gayle besorgt hatte. In der Wohnung lebten lauter Schauspieler, Tänzer und Sänger, die alle nicht viel Geld hatten, deshalb war zwar die Miete niedrig, dafür galt das Viertel zu der Zeit als absolute Gefahrenzone. Sobald ich meinen Koffer in meinem kleinen Zimmer abgestellt hatte, machte ich mich auf die Suche nach dem Broadway. Auf der Karte hatte ich schon gesehen, dass der nur wenige Blocks von meiner WG entfernt lag. Allerdings wusste ich nicht, dass diese Straße sich durch die halbe Stadt zieht! Ich wohnte zwar fußläufig zum Broadway, aber dann stand ich halt Broadway, Ecke irgendwas und wunderte mich, dass ich gar keine Musicals, keine Theater und nichts entdecken konnte, denn der Times Square, der Mittelpunkt des berühmten Theaterviertels, befand sich Broadway, Ecke Siebte! Also eine Ewigkeit entfernt. Ich war furchtbar enttäuscht, so hatte ich mir das nicht vorgestellt!

Erst auf dem Rückweg zu meiner WG fielen mir dann die vielen Abrisslücken zwischen den Häusern auf, in denen Obdachlose mit ihren abgewetzten Klamotten an den brennenden Mülltonnen standen. Auch das war wie ein Filmset, allerdings das eines weniger heiteren Films. Eher frühes Rapvideo bei MTV.

Als ich im Halbdunkeln in meiner WG ankam, waren meine Mitbewohner fast erleichtert, mich zu sehen. Sie warnten mich eindringlich, niemals nachts durch den Tompkins Square Park zu laufen, der direkt gegenüber von unserem Haus lag, da man dort ziemlich zuverlässig überfallen wurde, weil der Park ein bekannter Umschlagplatz für Drogen war. Ein sogenannter *Needle*-Park, in dem immer Drogensüchtige herumhingen. Und es gab noch mehr Warnungen: »Du darfst nie schmutziges Geschirr in der Spüle stehen lassen! Dann kommen Ratten. Oder Kakerlaken ...« Offenbar hatte ganz New York ein gewaltiges Kakerlaken-Problem – in dieser Stadt lebten angeblich zehnmal so viele Kakerlaken wie New Yorker. Da konnte ich als deutscher Junge natürlich nachts erst einmal nicht gut schlafen. Draußen lauerten die Drogenabhängigen, drinnen lauschte ich, ob womöglich gerade Ratten oder Kakerlaken durch mein Zimmer huschten. Das war schon die Art von Wohnung, die ich meiner Mutter nicht hätte zeigen wollen. Und ein krasser Gegensatz zwischen meiner Ankunft in dieser Filmkulisse und dem, wo ich dann tatsächlich gelandet war: in meiner WG. Der Unterschied zwischen Ku'damm und Kreuzberg war nicht so groß wie der zwischen Times Square und meinem Rattenloch. Auf jeden Fall habe ich in meiner gesamten New Yorker Zeit immer brav abgewaschen. »Zuverlässig« konnte ich ja, dafür war ich deutsch genug. Die Vorstellung, dass wir plötzlich Ungeziefer in der Wohnung hätten, und ich wäre schuld gewesen, fand ich ganz grauenhaft. In dieser Zeit lernte ich: Das Glück eines Einzelnen hängt in einer Gemeinschaft immer vom Wohlgefühl aller ab. Das heißt nicht, dass man seine eigenen Bedürfnisse komplett zurückstellen muss, aber man sollte zumindest erkennen und respektieren, was den anderen wichtig ist. Dieses Prinzip hatte in unserer WG jeder verinnerlicht, weshalb dort eine wirklich familiäre Atmosphäre herrschte – mein persönlicher Ausgleich für diese ständige Ratten- und Kakerlaken-Bedrohung, die so gar nicht meiner Vorstellung von meinem coolen Leben in New York entsprach.

Glücklicherweise rückte sich schon am zweiten Abend mein New-York-Bild wieder gerade, als mich ein Bekannter zusammen mit einem Freund abholte, um mir die Stadt zu zeigen. Sie standen nämlich mit einem weißen Rolls-Royce vor meiner Tür! In echt! Mit dem fuhren wir dann über den Times Square, Ecke Broadway. In echt! Neben uns hupten die gelben Taxen, überall blinkten haushohe Leuchtreklamen für Musicals, die sich in den Fenstern und auf dem weißen Lack unseres Wagens spiegelten, und ich fühlte mich richtig glücklich. Jetzt noch einen Martini – dann passt es, dachte ich. Das war mein New York, die pure Inspiration! Zum ersten Mal sah ich das Rockefeller Center und alles, wo Gene Kelly schon einmal durchgetanzt war. Es war, als würden wir durch ein Hollywoodset fahren. Wir umkreisten Grand Central, den Bahnhof, und cruisten durch diese ganze glitzernde Stadt. *So* hatte ich mir das vorgestellt! Das war das, was ich haben wollte! Und der Bekannte im weißen Rolls-Royce hat uns den ganzen Abend fröhlich von A nach B gefahren wie ein Chauffeur, nicht wie ein Besitzer – was auch ganz typisch für New Yorker ist: ein solches Auto zu besitzen und dann auch noch so selbstverständlich damit umzugehen. Das Verhältnis zu Luxus war in Amerika ein völlig anderes. In Deutschland würdest du ihn nie so zeigen. (Wer fährt bei uns schon Rolls-Royce? Rudolph Moshammer hatte einen in München. Und vielleicht noch Rolf Eden in Berlin.) In Amerika gingen die Menschen mit Geld und Reichtum ganz anders um, vollkommen unbeschwert, was möglicherweise daran liegt, dass die Amerikaner weniger neidisch sind als die Deutschen. In Deutschland fühlt man sich durch den Erfolg eines anderen oft abgewertet, in Amerika freut man sich einfach mit ihm. Das entspricht absolut meiner Lebenseinstellung und macht das Leben leichter! Überhaupt hatte ich noch nie zuvor so sehr das Gefühl, am richtigen Ort zu sein. New York war wirklich ein Freundlichkeitsschock, obwohl es in meiner letzten Heimat München ja nun auch nicht unfreundlich zuging. Aber in New York war einfach jeder Polizist nett. Da konntest du fragen »Lieber Polizist, wo ist die Carnegie Hall?« und der hätte dich am liebsten persönlich hingebracht. Ich fand alle wahnsinnig nett, obwohl ich gehört hatte, dass die restlichen Amerikaner die New Yorker eher für hektisch, kühl, gestresst und unhöflich hielten. Also das, was die Welt über Deutschland denkt, nimmt der Texaner vom New Yorker an. Kommt man allerdings aus Deutschland, findet man die New Yorker total reizend. Es waren nette, offene Menschen, bei denen ich sofort ganz selbstverständlich mit am Tisch sitzen durfte, hier fühlte ich mich an- und aufgenommen. Ich erlebte in der ganzen Stadt einen Umgang, wie ich ihn in meinem Elternhaus gelernt hatte: Man wünschte sich einen »Guten Morgen!«, wenn man die Bäckerei betrat, plauderte kurz über das Wetter und sagte »bitte« und »danke«. Wie viel angenehmer ist doch das Leben, sobald alle freundlich zueinander sind! Wie viel sonniger wird jeder Tag! Nettigkeit ist der soziale Kitt einer Gesellschaft. Nur einmal hätte ich mich fast mit meinen WG-Mitbewohnern gestritten, weil Trotz leider manchmal auch ein weniger guter Berater sein kann ... Ich hatte mir ein riesiges Bettsofa gekauft, weil ich doch so gerne ein gemütliches Bett haben wollte. Tatsächlich war mein neues Bett auch gemütlich, es war sogar besonders schön, es versperrte nur leider den

Weg. Unsere Wohnung war sehr verschachtelt, und das mittlere Zimmer, in dem ich lebte, war der Durchgang zu einem weiteren Zimmer, wo jemand sein Büro hatte. Auf jeden Fall hatte ich mein schönes großes Bettsofa in mein Zimmer gewuchtet – und dann kam keiner mehr dran vorbei. Die anderen meinten: »Ist ja schön, dass du dir so ein teures Sofa gekauft hast, aber wie sollen wir nun in unser Zimmer kommen?« Zuerst verlangten sie, dass ich mein tolles Bettsofa wieder zurückbrachte, was für mich – und jetzt kam der Trotz – aber überhaupt nicht in Frage kam. Wir haben das Bett schließlich hin- und hergeschoben, bis es irgendwann irgendwie ging.

Danach nannten mich meine Mitbewohner nur noch scherzhaft »Euro Trash«, was für die Amerikaner eine Bezeichnung für reiche bürgerliche Kinder aus Europa ist, die in New York einsegeln. Denn es war offensichtlich, dass ich deutlich mehr Geld zur Verfügung hatte als sie. In schlechten Zeiten konnte ich zumindest mal eine Runde Sekt für die ganze WG schmeißen, in guten kaufte ich hingegen ein Bettsofa, das allen im Weg stand. Meine Mitbewohner mussten dagegen sehr hart für ihren Lebensunterhalt ackern. Gayle jobbte tagsüber beispielsweise als Kindergärtnerin und abends trat sie irgendwo auf. Ich habe schnell mitbekommen, dass in New York ein anderes Tempo herrschte. Meine Mitbewohner standen auch alle viel früher auf als meine Münchner Freunde. Wenn ich mir gegen neun Uhr verschlafen meinen ersten Kaffee einschenkte – und das fand ich schon früh –, waren die New Yorker schon im ersten von ihren drei Jobs. In der Mittagspause rannten sie dann schnell zum Psychotherapeuten. Und zwar nicht weil alle schwerwiegende Probleme hatten, sondern weil sie merkten, dass es ihnen guttat, ihre alltäglichen Dinge mit jemandem zu besprechen. Außerdem wollten sie vermeiden, dass daraus echte Probleme entstehen könnten. Danach haben sie irgendetwas geputzt, zwischendurch ein bisschen geübt, geprobt und anschließend ging's zum Sport, damit sie auch körperlich fit bleiben würden, bevor sie dann spätabends ihren Auftritt absolvierten. In Deutschland hätten die Leute unter dieser enormen Arbeitsbelastung garantiert auf den Sport und den Psychologenbesuch mit der Begründung verzichtet, dass sie dafür keine Zeit hätten. Das halte ich aber für grundlegend falsch: Es ist wichtig, sich für Dinge Zeit zu nehmen, die einem guttun. Denn diese Selbstfürsorge, dieses Nett-zu-sich-selber-Sein (und das auch wichtig zu nehmen), gibt einem überhaupt erst die Kraft, einen stressigen Alltag dauerhaft und mit guter Laune zu stemmen. Und es war wirklich ein Riesendruck, der auf meinen Mitbewohnern lastete, dem die New Yorker aber mit sehr viel Charme begegneten, also nicht mit diesem ganzen Dünkel, sondern eben – und da sind wir wieder – nett. Mir gefiel dieses New Yorker Leben, weil es so lebendig war, es nach vorne gelebt wurde und man sich gegenseitig unterstützte. So wollte ich auch leben! Hatte ich mich früher in Nürnberg oft als Außerirdischer gefühlt, hatte ich nun endlich meinen Planeten gefunden. Natürlich auch wegen dieses sensationellen Angebots an Liveentertainment! Weil sich meine Freunde die Theatertickets nicht leisten konnten, gingen sie am Broadway oft erst in der zweiten Hälfte in die Shows, schummelten sich frech umsonst rein und guckten, wo noch Plätze frei waren. Ich dagegen kaufte meine Karten immer nachmittags an der *Half Price Ticket Booth* am Times Square zum halben Preis – so cool wie meine New Yorker Freunde war ich noch nicht – und versuchte, so viele Shows wie möglich zu sehen. Denn was Entertainment angeht, wurde ich in New York endgültig zum Genussmensch. Ich esse auch sehr gerne, aber wenn man mich fragt: »Willst du fünf Gänge essen oder lieber eine Show gucken?«, dann gehe ich in die Show. Seit New York gucke ich zwei bis drei Shows pro Woche, und sobald der Lappen hochgeht, bin ich *ready to be amazed*. Die Amerikaner und Engländer haben für das Showerlebnis natürlich die schönsten Wörter wie etwa »amazing!«. Diese große, staunende Begeisterung. Das Wort trifft es so gut, weil es genau das ist, was gutes Showbusiness leisten kann.

Insgesamt war New York also für mich Liebe auf den ersten Blick. Nur das mit meinem Durchgangszimmer zum Büro war auf Dauer etwas nervig, deshalb war mir klar, dass mein Zimmer nur eine Übergangslösung war, bis ich etwas Besseres gefunden hatte. Und dann erzählte eine Freundin von Gayle von einer Wohnung, die direkt an der historischen Christopher Street lag. Schlagartig wurde mir noch wärmer ums Herz, denn die Christopher Street war das berühmte Zentrum der Schwulenbewegung, wo sich 1969 zum ersten Mal Schwule, Lesben und Transsexuelle gegen ihre Diskriminierung gewehrt hatten. Noch heute wird deshalb jedes Jahr in vielen Städten der CSD, der Christopher Street Day, gefeiert. Das war die nächste irre New-York-Erfahrung für mich: ein Schwulenviertel, in dem die Heteros in der Minderheit sind – und das auch in Berufen, bei denen du das vom Klischee her nicht unbedingt erwarten würdest. Ich hatte einen schwulen Metzger, einen schwulen Mann in der Reinigung und einen schwulen chinesischen Gewürzhändler. Diese Erfahrungen waren wirklich gut für mein Selbstbewusstsein – einfach mal eine »verkehrte« Welt zu erleben, in der ich mich nicht als Minderheit, sondern als Mehrheit fühlte. Und zwar nicht nur im Nachtleben, sondern im *everyday life*. Natürlich hatte mein Empfinden als schwuler Jugendlicher, irgendwie anders zu sein, Wunden hinterlassen. Jetzt hatte ich das Gefühl, dass auch diese tief versteckten Verletzungen heilen würden. Ein solches Erlebnis, zum ersten Mal nicht *anders* als die Mehrheit zu sein, verändert wirklich alles. Wahrscheinlich ähnlich der Erfahrung eines schwarzen Kindes, das in Duisburg aufwächst und später dann in Kenia wohnt – das alles gibt dir mehr als Selbstbewusstsein, es macht vieles selbstverständlich. Und das entspannt dich tief greifend. Noch dazu sah es in dem Viertel schon wieder aus wie im TV (und zwar wie in der Sesamstraße), weil es sogar vor unserem Haus diese klassischen New Yorker Stufen gab: Diese fünf Steinstufen, auf denen man im heißen New Yorker Sommer immer herumsitzt und sich die Welt anguckt. Ich lebte nun also wirklich mitten in einer Filmkulisse … Und in unserem Viertel wurde auch ständig irgendwas gedreht, so zum Beispiel viele Woody-Allen-Filme. Da kamst du dann vom Bagel-Bäcker nach Hause und sahst die ganzen Scheinwerfer und Trucks in deiner Straße und wusstest: Aha, da ist jetzt wieder Hollywood am Werk. Sogar der Aufzug zu meiner ersten WG-Wohnung war schon ein berühmtes Filmset. Wenn Glenn Close und Michael Douglas in *Eine verhängnisvolle Affäre* wild im Aufzug knutschen – dann sieht man *meinen* WG-Aufzug! In New York konnte ich mich also jeden Tag entscheiden, wer ich für den Tag lieber sein wollte: Michael oder Glenn.

MAGISCHE PLÄTZE MIT POWER – FÜR JEDEN GIBT ES EINEN PERSÖNLICHEN KRAFTORT!

Sobald die ersten Klänge von Frank Sinatras *New York, New York* ertönen, breitet sich in meinem Körper eine warme Woge tiefen Glücks aus. Dieses Wohlgefühl vertreibt schlagartig meine aufgeregte Anspannung, und als ich mit meiner Tanzpartnerin die ersten Schritte zu diesem Song auf die *Let's Dance*-Bühne mache, fühle ich mich einfach nur glücklich. Regina sieht zauberhaft aus in ihrem weißen Kleid. Ich trage ausnahmsweise mal nicht bunt und schrill, sondern einen schwarzen Frack, der perfekt zu meinem erhabenen Gefühl passt, das ich habe, während ich zur inoffiziellen Hymne meiner Lieblingsstadt einen eleganten Slowfox tanze. Normalerweise bin ich darauf geschult, die Stimmung des Publikums rauszuhören – da brauche ich inzwischen gar nicht mehr hinzuschauen, ich weiß trotzdem ganz genau, ob eine Nummer funktioniert oder nicht. (Wenn man die Leute anschaut, ist es sowieso schlecht: Dann schauen sie nämlich zurück und kriegen gar nicht mehr richtig mit, was auf der Bühne passiert.) Aber heute bekomme ich von alldem nichts mit. Ich bin ganz bei Regina und meinem New-York-Gefühl. Ich vertanze quasi meine ganze Liebe für diese großartige Stadt und glaube dabei, fast über die Bühne zu fliegen. Am Ende des Liedes empfangen Regina und mich tosender Beifall und Standing Ovations der Zuschauer. Sogar der pingelige Joachim Llambi schwärmt: »Das war *Let's Dance at its best.* Du hast den Saal mit deinem Tanzen zum Beben gebracht.« Motsi Mabuse weint und Jorge Gonzalez strahlt, als er sagt: »Du hast geleuchtet.« Offenbar habe ich all das rübergebracht, was New York mir gegeben hat. New York ist wirklich meine Stadt. Wenn neuerdings alle von Kraftorten sprechen: Ich habe ihn schon vor Jahren gefunden – New York. Hier fühle ich mich inspiriert, wach und glücklich, in dieser Stadt komme ich immer wieder bei mir an und kann sofort Energie tanken. Ich wünsche jedem von ganzem Herzen, dass er seinen persönlichen Kraftort findet!

Deshalb habe ich die Zeit, die ich nach meinem Studium in New York leben durfte, auch wirklich intensiv ausgekostet. Jede Nacht war ich tanzen. Zu einem meiner Lieblingsclubs gehörte das sehr coole *MK*, in dem sonntags immer eine legendäre Karaokeveranstaltung stattfand, eine, die Karaoke nicht richtig ernst nahm, sondern eher eine Comedyvariante davon feierte. Der ehemalige *Studio 54*-Türsteher Haoui Montaug und die berühmte DJane Anita Sarko, eine blonde Schönheit aus dem Warhol-Kreis, moderierten da Karaokeabende nach dem Motto: »If it's good it's good, if it's bad it's better.« Es ging also nicht darum, schön zu singen, sondern – da sind wir wieder – ein Nümmerchen abzuliefern. Und Haoui und Anita schmissen sich da richtig rein. Sie moderierten jeden Auftritt an, als ob gleich die allergrößten Musikstars die Bühne rocken würden. Erst schaute ich immer nur zu und war fasziniert davon, wie gut das Konzept aufging, wie viel Spaß die Leute hatten und wie sie diese Show feierten. Dabei stellte ich mir meine ehemaligen Münchner Kommilitonen vor, die das alles hier überhaupt nicht fassen würden. Und ich spürte sehr deutlich: Hier war ich unter meinesgleichen, nämlich unter Leuten, die einfach Spaß an einer guten Show hatten und Lachen als Wert empfanden. Mich umgaben die richtigen Menschen und ich war am richtigen Ort. Die lebten hier ein Prinzip, für das ich in Deutschland beschossen worden war.

Irgendwann hielt ich das bloße Zuschauen nicht mehr aus, sondern dachte, dass die Leute es doch sicherlich *funny* fänden, wenn jetzt so ein lustiger *Euro Trash Boy from Germany* Madonna-Lieder auf Deutsch singen würde. Deutsch war für die New Yorker bestimmt das Exotischste der Woche, das würde sicher ihr Herz erfreuen. Schön singen kann ich eh nicht, vor allem aber wollte ich nicht in New York, wo wirklich jeder singen kann, anfangen, Whitney Houston zu performen – zumal das ja auch gar nicht der Sinn dieser Veranstaltung war. Das sollte hier alles ein bisschen trashig und ein bisschen *over the top* sein. Wie gesagt: Das war meine Welt! Es waren jeden Abend tolle Leute da, völlig absurde Acts. Da passte ich mit *Lika a Virgin* – also *Wie eine Jungfrau* – prima rein. Die fanden mich natürlich zum Piepen und ich dachte: Ach, guck mal einer an, jetzt bin ich in New York und die Leute finden mich lustig. Das ist ja hervorragend! Derart angespornt, performte ich bald jeden Sonntag und wurde beinahe zum Maskottchen dieses berühmten Moderatorenpärchens. Der Türsteher winkte mich immer sofort durch die Tür, sobald er mich erblickte, was mit Mitte 20 natürlich extrem cool war: Wenn die dich an einer der legendärsten New Yorker Nachtclubtüren kannten …

Meine WG-Mitbewohner, die ja selbst alle im Showbereich arbeiteten, kamen oft mit mir in diesen Club, und ich merkte, dass bei ihnen eine ganz andere Jobphilosophie herrschte: Für die New Yorker war jeder ein Held, der auf die Bühne ging und sich etwas traute – schon das alleine wurde wertgeschätzt. Und Performer, die etwas können, sind natürlich das Tollste überhaupt, dann bist du immer gleich Frank Sinatra oder Elvis und damit die Krone der Schöpfung. Und jeder, der ein Liedchen singt oder einen Witz erzählt, ist ein Superstar *in the making*, wobei in Amerika auch wirklich jeder Performer immer alles gab, um auf einem professionellen Level zu landen. Selbst wenn jemand dir lässig hinwarf »Freitagabend machen wir in einem koreanischen Imbiss irgendeine Performance«, kamst du dahin und es gab eine Darbietung, die Hand und Fuß hatte. Das war nie – wie bei uns oft – halbgar. Deshalb wurde auch jeder, der etwas darbot, jenseits aller Schubladen einfach als *Performer* bezeichnet – und nun auch ich! So lange hatte ich in Deutschland versucht, einen Club zu finden, zu dem ich gehören konnte! Meine *Kulturstiftung für gehobene Unterhaltung* war auch nur der Versuch gewesen, ein Label für mich zu finden. Es hätte genauso gut die *Liga gegen Zeitgeist* oder das *Diplom als isländische Synchronschwimmerin* werden können, Hauptsache, ich hätte eine Berufsbezeichnung für mich gehabt. In New York wurde es mir bewusst: Ich war ein Entertainer! Und es erfüllte mich mit einer großen Zufriedenheit, endlich ganz genau zu wissen, wer ich war und was ich sein wollte.

Deshalb stellte ich mich nun jeden Sonntag auf die *MK*-Bühne und sang meine *Jungfrau*, bis es auch wirklich keiner mehr hören wollte. Woraufhin ich dann *Material Girl*, also *Materielles Mädchen* nachschob, bei dem ich einmal sogar noch meine Schwester, die gerade zu Besuch war, und einen Freund in die Choreographie einbaute. Petra und Veit mussten mit angehefteten Dollarnoten zu meinem Lied tanzen, was auch wieder sehr gut ankam. Und Madonna brachte ja dauernd neue Lieder raus! Meine Karriere war klar! Obwohl ich mir doch eigentlich vorgenommen hatte, in New York nichts anderes zu tun, außer herauszufinden, wie es weitergehen sollte, stand ich nun also regelmäßig auf der Bühne – was ich als sicheres Zeichen nahm: Mein künftiger Beruf wird dann ja wohl doch etwas mit Bühne zu tun haben ... Zumal ich mich auch in diesem Performerumfeld extrem wohlfühlte. Ich kannte inzwischen sogar richtig viele Leute. Meine WG-Chefin Lucy Sexton und ihre Freundin Anne Iobst zum Beispiel waren ein zu der Zeit und in der Szene berühmtes und erfolgreiches Performance-Art-Duo, das sich *Dancenoise* nannte. Später gab es im *Whitney Museum* sogar eine Retrospektive über die beiden, also zwei richtig coole Downtown-Künstlerinnen. Und dann fragte mich Lucy irgendwann, ob ich in ihrem nächsten Stück mit auftreten würde. Im *P.S. 122*, einer legendären New Yorker Location. Ich sagte sofort »Ja!«, ohne zu wissen, was die beiden mit mir vorhatten, aber ich konnte davon ausgehen, dass es auf jeden Fall Bühnenkunst war, und zwar Bühnenkunst im New Yorker Sinn – deshalb super!

Das Programm hieß *All the Rage* und ich hatte zwei kurze, lustig-abstruse Auftritte. Beim ersten saugten Lucy und Anne ein Zimmer und ich sang dazu in meiner neuen gelben Felljacke meinen Hit *Wie eine Jungfrau.* Bis Anne irgendwann sagte: »Schalt mal das Radio ab.« Dann war ich fertig – ich war quasi das Radio. Mein zweiter Auftritt war noch obskurer. Da wurde ich in einem Tigertanga auf einer mit Flokati bezogenen Kiste liegend von jemandem in einem Löwenkostüm über die Bühne gezogen. Dabei sang ich *Gloria* von Laura Branigan. Und im Publikum saß ein Kulturjournalist der *New York Times,* um das zu rezensieren. Es sollte also meine zweite richtige Rezension nach der *SZ* werden und ich konnte mir sofort vorstellen, was Herr Bockhoff über ein Stück geschrieben hätte, in dem ein Mann im Tigertanga singend über die Bühne gezogen wurde: »Das Schlagerlied *Gloria* von Laura Branigan dauert drei Minuten. In dieser Zeit kann man vom *P.S. 122* ins *Museum of Modern Art* fahren ...« Aber nein: Die *New York Times* widmete mir eine einzige, für mich wesentliche Zeile, in der stand: »Thomas Hermanns schwingt die Hüften und singt Popsongs auf Deutsch.« Das war meine Erwähnung, und das war keine Abwatschung! Der Rezensent der *New York Times* wertete dieses ganze abgefahrene Programm nicht ab, sondern schätzte seine Originalität. Ich war eine singende, hüfteschwingende Bereicherung der amerikanischen Kultur! Und das konnte man IN der *New York Times* nachlesen!

Die nächsten Tage nach Erscheinen der Kritik lief ich erhobenen Hauptes durch das East Village zur allabendlichen Aufführung. In New York konnte es ja nun schnell gehen. Du könntest Grace Jones sein, arbeitest als Model, singst zwei Lieder – und plötzlich bist du Weltstar. Das war auch ganz anders als in Deutschland: In Amerika warst du gefühlt immer auf dem Sprung zur internationalen Karriere. Eben hast du noch die Klos geputzt und am nächsten Tag warst du Superstar. Das ging irre schnell. Wie bei Keith Haring – das war gerade zu meiner New-York-Zeit –, das prägte einen: Gerade malte er noch in unserem Viertel Graffitis an Häuserwände und keine Katze kannte ihn. Auf einmal wurde er von Galeristen und Andy Warhol entdeckt – und zack! war er Multimillionär, weil seine Sachen weltweit verkauft wurden. Oder Madonna: Just noch Tänzerin im *Danceteria*, wo ich auch immer hinging – und nach drei Jahren absoluter Weltstar. Und noch eine Besonderheit: In New York hattest du diese globalen Karrieremöglichkeiten, die in Deutschland zu einem starken Konkurrenzgefühl und dem intensiven Einsatz der Ellenbogen geführt hätten. Nicht aber in New York! Dort hielt man stattdessen sogar noch viel fester zusammen, freute sich aneinander und füreinander, gab sich gegenseitig Tipps und unterstützte sich in allem. Es war genau das Gegenteil von dem, was ich erwartet hatte, mit einem tollen Effekt: In einer solchen Umgebung werden alle (!) in ihrer Kunst sogar noch besser.

Lucy hortete in ihrem Loftzimmer einen riesigen Fundus an Boas, aufblasbaren Palmen und irgendwelchem Kram, den man bei den Shows brauchen konnte. Wir teilten uns alle Requisiten oder bastelten zusammen schnell was Neues. Es wurde nichts weggeschmissen, das hatte ich gelernt, was nach der Premiere von *All the Rage* zu einer sehr skurrilen Situation führte: Alle saßen schon beim Bier und feierten die erfolgreiche Vorstellung, während ich auf der Bühne das Konfetti zusammenfegte. Vielleicht konnten wir es ja noch einmal gebrauchen? Schließlich sprengte es unser Budget, jeden Tag neues Konfetti zu kaufen … Und während ich nun gewissenhaft das Konfetti aufsammelte, fiel mir selbst auf: »Das ist jetzt das, was Deutsche eben machen. Die sorgen erst einmal für Ordnung!« Die Amis genossen die Feierstimmung und hätten vermutlich dann am nächsten Tag das Konfetti aufgefegt. In diesem Moment fühlte ich mich schrecklich deutsch … Ebenso beim Thema Pünktlichkeit. Alle kamen eine Viertelstunde zu spät zur Probe. Nur ich war fünf Minuten vorher da. Immer. Auch das ist deutsch.

Und noch eine Situation fällt mir ein, bei der meine Mitbewohner sich über mein Deutschtum so richtig beömmelt haben: Wir lümmelten alle zusammen in unserem Wohnzimmer vor dem Fernseher herum, als ich aufstand, um in die Küche zu gehen. »Ich mache mir ein Sandwich«, verkündete ich noch und kam kurz darauf mit meinem Abendbrot zurück aufs Sofa, also mit einer Scheibe Vollkornbrot, auf dem eine Scheibe Käse lag. Die Amis haben erst gestutzt, dann haben sie sich angeschaut und sind fast durchgedreht, weil ein Sandwich für sie natürlich immer drei Scheiben Weißbrot mit 80 Scheiben Käse bedeutet. Und das Ganze mindestens so hoch sein sollte, wie ich den Daumen maximal vom Zeigefinger abspreizen kann. Ich weiß, ich bin nicht der Brasilianer, der im Sambaschritt durchs Leben hüpft, aber in diesem Moment kam ich mir vor wie eine Figur aus *Grimms Märchen*, die sich im tiefen Wald ein Butterbrot geschmiert hatte.

So ganz klein, bescheiden – und deutsch. Von da an habe ich mir gemerkt: Ein Butterbrot ist kein Sandwich und ein Sandwich ist kein Butterbrot. Ich hätte nur nie gedacht, dass die das so lustig finden könnten ...

Aber wir hatten auch sonst viel Spaß in unserer WG und sind abends oft zusammen ausgegangen. Zwar hatte ich leider die *Studio 54*-Zeit gerade verpasst, aber es gab andere coole Clubs, zum Beispiel den legendären *Ritz*-Club, wo man regelmäßig Stars wie Depeche Mode, Duran Duran oder Prince sehen konnte. Dort fand traditionell eine sensationelle Halloween-Party statt, bei der es üblich war, dass man sich verkleidete. Ich beschloss: Da muss ich mich nun mal echt in Schale werfen! Ich kaufte ein Zebraminikleid plus Zebrapumps, eine Zebratasche und Zebrahandschuhe. Innerlich zitierte ich meine Unidozentin: »Sehe ich Streifen, sehe ich Trennung, sehe ich die DDR – das ist Theater!« Dazu eine schicke schwarze Perücke mit Bobschnitt, fertig. Ein Sixties-Go-go-Girl mit deutschem Akzent – vielleicht ein Fassbinderstar auf der Flucht ... So ausstaffiert, ging ich nun aus ins *Ritz*. Stolz wie Olga. Es war eine riesige Feier, der Club üppig geschmückt mit Schaukeln, die über die halbe Tanzfläche schwangen. In New York waren die Partys sowieso immer pompös ausgestattet, alles wurde nach einem bestimmten Motto dekoriert und immer trat irgendjemand auf. (Das ist mein Problem bis heute, wenn ich ausgehe, dass da nichts dekoriert ist und keiner mehr auftritt. Mein innerer New Yorker findet das doof!) Und jetzt an Halloween wurde alles gegeben: Der Laden kochte!

Irgendwann hatte ich mir tatsächlich eine solche Schaukel erkämpft, hoch über der attraktiven Menge. Ich schaukelte da in meinem Zebrakleid und fand alles *amazing*, bis mich ein Typ am

Fuß zupfte, der sich als der Manager der amerikanischen Schauspielerin Joey Heatherton zu erkennen gab. Die hatte soeben einen angesagten Film mit Johnny Depp gedreht und war nun auch in diesem Club. Der Manager brüllte zu mir hoch: »Geh mal da runter, Joey Heatherton möchte jetzt schaukeln!« Ich lachte bloß: »I don't think so!« Das war mir völlig schnuppe. Zwar war die Heatherton immerhin eine Hollywoodaktrice und ständig im Fernsehen, aber ich war nicht von dieser Schaukel zu bomben. Aus Trotz, weil der Typ unfreundlich gefragt hatte und sowieso alles gerade einfach herrlich war. Weil ich dachte, ich bin ja auch immer im *MK* und singe meine Lieder, ich bin in der *New York Times* und jetzt sitze ich hier im Zebrakleid – und ihr könnt mich alle mal. Da war ich nun wirklich »new yorkerisch« angekommen. Ich pfiff vor mich hin und dachte: Ich lasse mich doch nicht von meiner schönen Schaukel schmeißen, nur weil irgendeine Fernsehtante da raufwill! Am nächsten Tag, als ich wieder nüchtern war, kam der verkaterte Gedanke in mir auf: Guck mal an, da traut sich der kleine Junge aus Nürnberg jetzt schon nach einem Jahr New York »Geh weg!« zu einem US-Star zu sagen! Ganz schön Chuzpe plus Sekt plus Zebra! Mmh ... und welches Madonna-Lied braucht jetzt dringend eine deutsche Fassung?

Doch bald holte mich mein echtes Leben wieder ein. Es begann damit, dass Gayle verkündete, sie wolle nach Deutschland auswandern, weil sie sich da wohler fühlte. Damit zog meine beste Freundin weg aus meiner geliebten Stadt – ausgerechnet nach Deutschland zurück. Und auch mir ging langsam das Geld aus und nach anderthalb Jahren stellte sich die Frage, mit was ich denn nun meinen Unterhalt verdienen würde. Und wo? Ich hatte in New York deutsche Freunde gefunden, die waren Tänzer,

Models oder Fotografen, einer war Journalist und schrieb für die *Tempo*. Sie alle konnten in New York bleiben, weil sie nicht mit Sprache arbeiteten oder eben als *Tempo*-Satellit vor Ort. Und ich? Fest stand: Ich war kein Sänger, ich war kein Tänzer, ich war kein Schauspieler, ich war kein Model – es war also wirklich schwierig. Denn der Autor der großen deutschen Bühenhits *Frontbetreuung* und *Margarethe von Troja* in mir hatte ein ganz klares Gefühl: Er kann nicht auf die deutsche Sprache verzichten. Er will auf der Bühne reden und für die Bühne schreiben. Das konnte ich inzwischen zwar auch gut auf Englisch, aber natürlich nie so gut, wie ich es auf Deutsch kann. Das war wieder eine Gabelung – und ich entschied mich schließlich schweren Herzens für die Rückkehr nach Deutschland.

Allerdings noch mit einer kleinen Ex- und Importidee. Schließlich war ich ja Karaokestar! Ich fuhr an den Broadway und kaufte mir dort in einem Fachgeschäft einen ganzen Koffer voll Kassetten, Halbplaybacks, um, wenn ich zurück war, mit meinen Münchner Freunden zumindest lustige Karaokeabende feiern und meine New Yorker Madonna-Hits singen zu können. Auf jeder Kassette waren fünf Halbplaybacks und in den Hüllen lagen die Zettel mit den Texten. Ich hatte vorsichtshalber gleich mal alles gekauft: Country, R'n'B, Michael Jackson und natürlich ABBA… Mein Herz war ohnehin ganz schwer, meinen Wohlfühlort verlassen zu müssen, dann wollte ich zumindest nicht auf das verzichten, was ich in Amerika so besonders gerne gemocht hatte. Nicht auf Karaoke, aber auch nicht auf mein Downtown-Zimmer – ich wollte keinen Koffer in Berlin, sondern mein Zimmer in New York behalten, damit ich jederzeit zurückkehren konnte, wenn es mir in Deutschland zu blöd wurde.

Das Allerwichtigste aber, was ich aus Amerika mitbrachte, war mein verändertes Selbstverständnis. Ich hatte nach meinem Studium als braver deutscher Magister der Theaterwissenschaft, als kleiner Intellektueller in der Hauptstadt des Entertainments, umgeben von anderen Entertainern, gelernt, dass dort alles geliebt wurde, was ich auch schon immer liebte. Und dass ich mich nie mehr verteidigen müsste, weil ich Liza Minnelli gut fand, denn in ihrer Heimat hatte sie den Status einer Botschafterin für die amerikanische Kultur – selbst wenn das in Deutschland vielleicht nicht so wahrgenommen wurde. Ich hatte verinnerlicht, dass man immer ein Held war, wenn man in Amerika in der Unterhaltungsindustrie arbeitete, weil das dort seit jeher nicht nur der große Exportschlager war, sondern Menschen aller verschiedenen Klassen, Hautfarben und Kulturen verband und tief bewegte. Man war als Entertainer nicht nur ein Star, man war Träger der nationalen Würde.

Ich hatte also zum ersten Mal direkt gespürt, dass Entertainment nicht doof war, sondern dass man es mit Stil machen und als Kunstform betrachten durfte. Ich wusste nur noch nicht, wie ich davon in Deutschland leben sollte. Daher kam ich eher mit einem Gefühl für ein Berufsfeld zurück – aber noch ohne konkreten Plan. Trotzdem war ich voller Zuversicht und Energie. Bislang hatten ja vor allem mein Trotz und der Rückhalt meiner Familie verhindert, dass ich einknickte und mich der Erwartungshaltung meiner Dozenten oder der sogenannten E-Kultur anpasste. Jetzt hatte ich meinen Kraftort und ein Umfeld von Künstlern, denen die Unterteilung in E und U vollkommen egal war – und damit die Gewissheit: Ich bin richtig, so wie ich bin, und kann mich auf mein Bauchgefühl verlassen. Das ist die ganz hohe Schule der Nettigkeit zu sich selbst. Sich zu vertrauen, dass man sich auf dem richtigen Weg befindet. Und dieses Bewusstsein gab mir jetzt den Mut, das Lachen in das oft so grau geredete Deutschland zu importieren. Ich hatte ja schließlich ein paar Kassetten im Koffer …

Einfach mal unbeschwert sein …

Ich liebe Awardshows. Vor allem liebe ich die Atmosphäre, kurz bevor es losgeht: Wenn alle Plätze noch leer sind, man aber schon sieht, dass die Beleuchtung stimmt, die letzten Checks ablaufen und sich eigentlich alle auf den Abend freuen. Gleichzeitig weiß ich aber auch, dass man sich mit den Awardshows auf ganz glattes Parkett wagt, da alle Zuschauer natürlich immer die Oscars im Kopf haben. Außerdem wollen alle Nominierten den Preis bekommen, über den sich wiederum nur Vereinzelte freuen können. Da bin ich auch als Moderator sehr gefordert, weil mir bewusst ist, dass es hochemotional wird: Oft fließen Tränen, denen man dann sehr liebevoll begegnen muss. Bei so einer Awardshow kommt also viel zusammen, was mir gut gefällt. Deshalb freue ich mich zum Beispiel, dass ich seit Jahren den *Radio Regenbogen Award* moderieren darf. Weil ich mich als Moderator immer als eine Art Gastgeber verstehe, finde ich es selbstverständlich, dass ich meine »Gäste« nie alleine lasse, weshalb ich also immer in Sichtweite auf der Bühne bleibe. Und das ist gut so! Manchmal muss ich nämlich spontan eingreifen ... Der britische Sänger Billy Ocean hatte zum Beispiel 2016 gerade den Preis für sein Lebenswerk erhalten, als in der ersten Reihe eine perfekt frisierte Dame, die in einem offensichtlich sehr teuren und edlen Abendkleid steckte, aufstand und zu Billy Ocean auf die Bühne kletterte. Das war nicht abgesprochen! Und so etwas hatte ich auch noch nie erlebt. Alle waren kurz wie erstarrt. Die eindeutig ziemlich betrunkene Frau wankte nun auf Billy Ocean zu und begann, ihn anzutanzen. Ocean – ebenfalls mit der Situation überfordert – machte zwar charmant ein paar Schritte mit ihr, schaute sich dabei aber hilfesuchend um. Ich überlegte: Man könnte die Frau natürlich sofort von der Securitymannschaft von der Bühne holen lassen. Aber war das bei so einer Lady wirklich notwendig? Außerdem: Wer weiß, wer die Dame ist? Immerhin saß sie in der ersten Reihe. Womöglich war sie die Ehefrau des örtlichen Bürgermeisters, dann würden wir einen kleinen Skandal produzieren! Also überquerte ich mit einem breiten Lächeln die Bühne, reichte der Frau die Hand, klatschte sie also quasi ab, um sie dann schnellstmöglich mit Schwung und Charme von der Bühne wegzutanzen. Erst im Backstagebereich merkte die schwankende Frau, was gerade passiert war, und wankte angesäuert davon. Aber: Es gab kein Drama, keinen Eklat, nicht einmal die Frau hatte ihr Gesicht verloren – und im Nachhinein sagten sogar alle, dies wäre der Höhepunkt der ganzen Veranstaltung gewesen. Mit der hohen Kunst der guten Laune hatte ich eine Situation entschärft, die durchaus problematisch hätte werden können. Also schrieb ich danach in mein Tagebuch: Unser aller Leben könnte viel netter sein, wenn wir uns im Alltag heiterer und mit ein bisschen mehr Leichtigkeit begegnen würden …

Mit dem Wunsch, genau diese Leichtigkeit nach Deutschland zu bringen, kehrte ich mit Mitte 20 aus Amerika zurück und bezog erst einmal wieder mein altes Kinderzimmer in Nürnberg. Wo ich nun unter meinen ABBA-Postern saß, denen ich mich aber längst entwachsen fühlte, denn inzwischen hatte ich ja im Zebrakleid auf einer Schaukel im *Ritz*-Club gesessen! Ich nahm mir vor, trotz Nürnberg ganz »new yorkerisch« weiterzuleben – mal abgesehen vom Ausgehen, weil das Nachtleben in der Frankenmetropole eher überschaubar war. Dafür ging ich jeden Tag ins Fitnessstudio, denn auch das hatte ich ja in Amerika gelernt: Wenn du dich nicht gut um deinen Körper kümmerst, fehlt dir irgendwann die Energie für deine Projekte. In den ersten zwei Wochen begegnete ich allen Leuten hysterisch-fröhlich zugewandt.

Da wurde nun jede fränkische Fleischereifachverkäuferin mit der hohen New Yorker Freundlichkeit begrüßt und jeder Einkauf von mir charmant kommentiert. Der ganze Schnack, der in New York dazugehört, wurde geliefert, dieses: »Ach, Sie haben aber eine hübsche Mütze auf!« Aber das wollte in Nürnberg gar keiner hören. Das kam den meisten eher komisch vor. Ich sah ihnen richtig an, wie sie dachten: Was hat denn der? Was will der von mir? Der Franke an sich ist ja eher wortkarg und trocken, denen waren wir Rheinländer immer schon zu blumig. Und jetzt noch gepaart mit meiner New Yorker Prise »Wie geht es dir?« und »Toll siehst du aus!« – damit war ich in Nürnberg völlig fehl am Platze. Ich hatte halt einfach noch einen Freundlichkeits-Jetlag. Allerdings dachte ich mir auch: Ich weiß ja jetzt, wie's geht. Ich hatte ja erfahren, dass das Leben besser wird, wenn man netter miteinander umgeht. Damit scheiterte ich zwar überall in Deutschland, nicht nur an der Nürnberger Fleischereifachverkäuferin, sondern zum Beispiel auch oft an den Münchner Taxifahrern, wenn ich zur Kontaktwiederaufnahme nach München reiste. Ich weiß noch, wie ich mal vom Odeonsplatz zum Hauptbahnhof wollte und mich der Münchner Taxifahrer ganz nach dem Motto »Das ist mir nicht weit genug!« wieder rausschmiss. In New York fuhren dich die gelben Wagen um die Ecke zum Supermarkt … In München nicht mal mit einer Startgebühr von 2,90 Mark. Ich war definitiv wieder in der »unnetten« Heimat.

Die ersten Wochen waren schwer. Unbarmherzig schlug mir diese teutonisch graue Kälte entgegen, die die Amerikaner immer in den Deutschen sehen – und merkte: Das Nette wollen die hier gar nicht. Das ist gar nicht gefragt! Also pegelte ich meine Freundlichkeit allmählich wieder aufs normal deutsche Level ein, machte den Bäckerinnen keine Komplimente mehr und fuhr in München öfters U-Bahn. Ich musste meine geplante Freundlichkeitsrevolution offenbar anders anschieben. Immerhin hatte schon der Evolutionsforscher Charles Darwin beobachtet, dass Menschen grundsätzlich zu einem kooperativen und sozialen Verhalten in der Lage sind. Man muss sie nur dazu bewegen ...

Nachdem ich ein Jahr nicht gearbeitet hatte, war ich extrem aufgeladen, hatte aber noch keinen genauen Plan geschmiedet, wie es weitergehen sollte. Aber zumindest bekam ich einen ersten Auftrag, der mich immerhin schon mal finanzierte: Ich sollte die nächste Avantgarde-Modenschau wieder inszenieren und nutzte diese Gelegenheit, um mir gleich ein bisschen New-York-Feeling nach Deutschland zu holen. Ich startete das Opening mit einer New Yorker Voguing-Gruppe, die diesen Tanzstil, den man hier vor allem aus Madonnas *Vogue*-Video kannte, wirklich perfekt beherrschte. In New York war das der angesagteste Nachtclub-Tanzstil, der aus den schwarzen schwulen Clubs in den Mainstream rübergeschwappt war: überzogene Modelposen, ganz schnell aneinandergereiht mit akrobatischen Elementen. Die Münchner Zuschauer waren erst fassungslos, dann begeistert – und ich war selig, weil dieses Opening definitiv das Beste war, das ich bis dahin in Deutschland gemacht hatte. Weil mein erster New-York-Import-Versuch gleich ein Hit war und natürlich weil ich es großartig fand, wieder Zeit mit fantastischen New Yorker Künstlern wie dem legendären Tänzer Willi Ninja zu verbringen. Ich war sowieso leicht hysterisch. Jedes New-York-Poster in einer Kneipe erfreute mich und ich schaute den ganzen Tag MTV, um Bilder aus meiner Wahlheimat zu erhaschen. Allerdings war natürlich klar, dass ich mir künftig nicht ständig irgendwelche New Yorker einfliegen lassen konnte und mir auf Dauer mein New-York-Gefühl schon selber schaffen musste. Noch in der Euphorie dieser erfolgreichen Modenschau schlug ich der Agentur der Avantgardeshows deshalb eine ganz neue, leicht bekloppt klingende Idee vor: »Lasst uns doch mal einen Karaokeabend veranstalten!« Darauf die Agentur: »Was ist das?« Darauf ich: »Lasst mich mal machen. Ist nicht teuer. Ich habe Kassetten ... wird nett!«

Als Veranstaltungsort entschieden wir uns für ein chinesisches Restaurant, auch wenn Karaoke eigentlich aus Japan kommt, aber da musste ich »new yorkerisch« improvisieren. Ich bat Cora Frost, eine Münchner Underground-Chansonette und echte Perfomerin, mit der ich schon früher zusammengearbeitet hatte, mich in der Moderation als meine Anita Sarko zu unterstützen. Schließlich hatte ich ja in New York gesehen, dass diese lustige Doppelmoderation der Karaokeshow gut funktionierte, und Cora hatte auch immer schon den passenden Warhol-Touch.

Innerlich bastelte ich mir bereits einen neuen Stempel, auf dem diesmal »Tommy Garden, Entertainer« stand – und dann ging es los: In einem goldenen Anzug, bestickt mit Noten aus schwarzen Pailletten, eröffnete ich als Tommy Garden mit einem Koffer voller Kassetten und Faltblättchen sowie umgeben von chinesischen Schriftzeichen und goldenen Drachen rasend gut gelaunt Deutschlands ersten *Tommy Gardens Sing along-Karaoke-Abend.* Natürlich hatten die grauen Herren von der Presse mir unter vier Augen nach Interviews mal wieder unser Scheitern vorhergesagt: »Keiner wird singen in Deutschland, das tut der Deutsche nicht. Keiner macht sich freiwillig zum Affen.« Und ich trug selbst ein kleines bisschen Sorge, dass womöglich keiner freiwillig auf die Bühne kommen könnte, auch wenn ich mir das gar nicht vorstellen konnte. Ich hatte in Amerika ja erlebt, wie die Leute der dortigen Show die Bude einrannten und es gar nicht alle auf die Bühne schafften, die gerne gesungen hätten. Ich sagte mir: »SO stark unterscheiden sich die hippen Münchner von den hippen New Yorkern ja nun auch nicht.« Zumindest lebten sie nicht auf zwei völlig verschiedenen Planeten, sondern tanzten zu denselben Liedern, guckten dieselben Filme, kauften die gleichen Klamotten, liebten alle *Al Bundy* und schauten sich gerne *Die Muppet Show* an. Die Deutschen waren doch sicher nicht alles nur bierernste Akademiker. Wir standen mit unseren Halbplayback-Kassetten auf der Bühne ja in einem Land, das einen Gesangsverein hat und in dem die Leute auf dem Oktoberfest singen. Nur in einem Punkt heben sich die Deutschen doch stark von den Amerikanern ab – das lernte ich in der Zeit meiner Karaokeshows: Man musste ihnen den Spaß immer erst offiziell erlauben. Und ich hatte die ehrenvolle Aufgabe, den Leuten quasi jedes Mal zu erklären, dass sie nicht doof sind, wenn sie jetzt Spaß haben. Dann konnten sie es auch genießen. Also rief ich dem Publikum zu: »Wir wissen, viele haben Abitur, einige sogar einen Magister oder einen Doktortitel. Trotzdem singen wir jetzt alle *Yes Sir, I Can Boogie* von der Gruppe Baccara. Das ist nichts Schlimmes. Und es ist nichts Faschistisches. Das ist auch nichts, was euch verblödet. Wir wollen uns nur einen netten Abend machen. Können wir uns darauf einigen?«

Ich sagte ja gar nicht, dass man danach nie wieder Wagner hören durfte – kann man ja, mach ich auch –, aber ich fand: Man muss nicht nur Wagner hören! Es geht darum, wenigstens ab und zu mal unbeschwert zu sein. Und das fiel den Deutschen zumindest im ersten Augenblick ein wenig schwer. Dementsprechend traute sich bei unserem Karaokeabend auch zuerst keiner auf die Bühne. Ich war froh, dass wir für diesen Fall vorgesorgt und ein paar Fake-Sänger ins Publikum geschmuggelt hatten. Also kam erst ein Freund von mir auf die Bühne und anschließend meine Schwester, die fröhlich *Flashdance* performte – sie war ja bei *Materielles Mädchen* in New York in die Karaokeschule gegangen. Auch unsere dritte Sängerin war arrangiert: Ich hatte Renate – meine jetzige künstlerische Leiterin des *Quatsch Comedy Clubs* –, die damals bei der Agentur Avantgarde arbeitete, überredet, ein Lied von Madonna zu singen (Madonna half zu der Zeit einfach immer!). Und ich war wirklich froh, dass wir die drei zum Anwärmen in der Show hatten, denn danach lief es. Cora und ich tanzten um jede Nummer eine riesige Choreographie, wir waren wie ein ganzes Zwei-Mann-Fernsehballett auf Wodka. Wir schmissen uns auf den Boden, wir kränzten unseren mutigen Karaokeperformer dermaßen ein, dass man gar nicht anders konnte, als das zu lieben, was die da brachten. Und das taten wir ganze drei Stunden lang, wobei ich wirklich froh war, nach New York so gut im Training gewesen zu sein, denn es war unfassbar anstrengend – und gleichzeitig eine extrem gute Übung in Moderationsfreundlichkeit.

Moderator ist ein komischer Beruf. Ein guter Moderator muss denselben Effekt wie ein BH haben: Er muss heben und stützen, um eine positive Atmosphäre zu schaffen. Nettigkeit ist nämlich ansteckend und überträgt sich eins zu eins auf das Publikum. Allerdings bleibt er im Hintergrund, wird bei einer guten Show fast unsichtbar. Der oder die Anmoderierte – also das Dekolletee, um im Bild zu bleiben – steht im Vordergrund. Das habe ich damals bei der ersten Karaokemoderation schon gemerkt. Ich genoss diese euphorische Stimmung, die plötzlich den ganzen Raum füllte und die wir nur deshalb hatten, weil wir nicht zynisch waren oder die Leute nach dem Motto vorführten: »Jetzt guckt euch mal an, wie schlecht das ist!« Dabei wäre es natürlich leicht gewesen, mit einem ekelverzerrten Gesicht dazustehen und zu demonstrieren: »Was sind das eigentlich für Idioten!« Aber genau diese Häme oder Schadenfreude wollten wir ja vermeiden. Indem Cora und ich uns zuverlässig noch affiger verhielten, haben wir unsere Performer gehoben, denn wir hatten ja das Motto aus New York übernommen: »When it's good, it's good, when it's bad, it's better.« Je schräger, desto besser. Und ganz egal, wie schräg unsere Performer waren – wir waren garantiert noch bekloppter. Schmissen uns in den Staub, warfen mit Glitzer und sahen aus wie die lustigen Duracell-Hasen auf Speed, daher musste sich wirklich keiner genieren. Das war unser Zugang, mein New-York-Gefühl und ab dem ersten Abend ein Riesenerfolg! Ich hatte nicht damit gerechnet, dass diese Karaokegeschichte so schnell so groß werden würde. In München dachte ich noch: Da kommen jetzt mal so 100 Leute und hatte allenfalls Angst, dass es immer dieselben 100 sein könnten. Doch die Leute genossen es, endlich einmal albern sein zu dürfen, ohne sich dafür schämen oder dumm fühlen zu müssen. Nach ihrer Performance hatten alle rotglühende Wangen und strahlende Augen. Innerlich jubelte ich über diesen Erfolg, der ja auch ein Sieg der internationalen guten Laune über den deutschen Miesepeter war. Und dann ging es immer schneller – wir brauchten keine Fake-Kandidaten mehr. Sobald ich aufrief: »Bitte meldet euch jetzt an!«, standen die Leute schon in einer langen Schlange. *Der Spiegel* schrieb im Heft 35 im Sommer 1990 unter der Überschrift »Lilli Palmer auf Droge«: »Mitsing-Veranstaltungen für jedermann, ›Karaoke‹ genannt, machen auch in deutschen Discos Furore: Ein 27-Jähriger ist der Star der Szene. Als der Disco-Held die Bühne stürmt, leuchtet grell das ›Applaus‹-Schild auf. Doch das ist vollkommen überflüssig – das Publikum jubelt schon freiwillig. Der Mann agiert wie eine jener Spielzeugfiguren, die man mit dem Schlüssel bis zum Anschlag aufzieht, auf den Boden setzt und plötzlich loslässt: Der Oberkörper zuckt, die Arme rotieren, es zappelt der ganze Kerl. Eine Entertainer-Karikatur, eine Witzfigur im glitzernden Goldanzug.«

Da war ich dann wieder der Szene-Kasperl, die Witzfigur und die E-Polizei hatte ihr Urteil gefällt. Das fand ich zwar immer noch unverschämt, allerdings warf mich das diesmal nicht aus der Bahn. Ich konnte ja nicht mehr nur auf den Rückhalt meines Elternhauses, das begeisterte Publikum UND die Bestätigung aus Amerika zurückgreifen, sondern auch auf diese grundsätzliche New-York-Haltung: Immerhin bin ich so mutig, mein Herz zu öffnen und es zu machen. Als New Yorker dachte ich: Who the fuck is *THE SPIEGEL*? I am *The New York Times*! Und freute mich vor allem viel zu sehr darüber, wenn jemand Whitney Houston sang – selbst wenn es nicht so klang. An manchen Abenden standen schon vor Veranstaltungsbeginn 1000 Leute vor der Tür und warteten darauf, eingelassen zu werden. Da überschwemmte mich jedes Mal eine warme Welle der Zufriedenheit, weil so viele Menschen Freude an dem hatten, was ich aus New York mitgebracht hatte. Auch meinen ersten richtigen Fernsehauftritt hatte ich Karaoke zu verdanken: Alfred Biolek hatte mich zusammen mit zwei anderen Kandidaten, die ebenfalls Ungewöhnliches taten, zu *Mensch Meier* nach Köln eingeladen. Das war nun das erste Mal, dass ich in der ARD so richtig zu sehen war! Da stand ich nun als Tommy Garden in meinem goldenen Jackett und Alfred begrüßte mich: »Welcome Tommy Garden!« Und Tommy Garden spazierte dann durch die Sendung zwischen Shirley Bassey und

Eros Ramazzotti – es war der reine Wahnsinn! Aber auch bei unseren weiteren Karaokeveranstaltungen erlebten wir dauernd echte *magic moments.* Ich erinnere mich noch besonders gut an eine Frau in Hamburg, die wirklich wahnsinnig gut singen konnte. Das war für mich das erste Mal in unserer Karaokeshow, dass die Ironie plötzlich völlig verflog und jemand ausschließlich für seine Leistung gefeiert wurde. Eigentlich hätte ich von dem goldenen Anzug in einen Smoking wechseln müssen und von Tommy Garden zu Thomas Hermanns. Denn diese Frau war der absolute Star des Abends, alle rannten nach ihrem Auftritt zu ihr, als wäre sie Whitney Houston persönlich. Und da habe ich gemerkt, dass ich gar nicht immer nur Show oder Showmaster spielen und in der Übertreibung arbeiten müsste, sondern auch richtig gute Sänger ansagen könnte. Leute, die etwas können – die Freude im Publikum war ja mindestens genauso groß. Dieser Gedanke kam zum richtigen Zeitpunkt, denn inzwischen tourten Cora und ich schon fast zwei Jahre lang mit *Tommy Gardens Sing along* durch Deutschland und es war klar, dass man das noch lange so machen könnte. Aber wollte ich das auch?

Wie oft, wenn ich mich beruflich entscheiden muss, zog ich erst mal um. Ich beschloss, nach Hamburg zu gehen, weil ich in dieser Stadt ohnehin regelmäßig Karaokeveranstaltungen hatte und die Reeperbahn in den 90er-Jahren so etwas wie der kleine Broadway von Deutschland war – mit ganz vielen netten Theatern, in denen Shows oder Musicals liefen. Mich zog es zum Live-Entertainment und Hamburg war definitiv die Stadt mit der höchsten Dichte an Live-Entertainment in Deutschland. Ich fand eine Wohnung, die direkt an der Reeperbahn lag, lebte fortan also zwischen den Nutten mit Blick auf das Musical *Cats* und dachte:

Das ist jetzt eigentlich *New York as it can be* – mehr New York geht nicht. Zumindest nicht in Deutschland. Und während ich nun also immer auf die leuchtenden Reklamen der vielen kleinen Theater schaute, merkte ich, dass ich immer weniger Lust hatte auf diesen ganzen Trash beim Karaoke. Und: Die Shows waren ja wirklich anstrengend, es war heiß und es war spät. Das ging nie vor 21 Uhr los, da musstest du immer bis nach Mitternacht ackern. Außerdem fand ich irgendwann noch mal fünf betrunkene Jungs mit *YMCA* anzumoderieren und zu betanzen auch nicht mehr so berauschend.

Ich brauchte einen neuen Kitzel, das Abenteuer und die Anspannung, die mit jedem neuen Projekt einhergeht. Dieses: Wird das jetzt was? Oder wird das mein erster Flop? Ich wollte wieder meine Grenzen verschieben und neue Erfahrungen sammeln und hatte deshalb nach zwei Jahren Karaoke das Gefühl: Jetzt ist es mal gut. Jetzt kann wieder etwas anderes kommen. Zumal ich ja mein inneres Ziel längst erreicht hatte, mir, allen Zweiflern und den grauen Herren zu beweisen, dass auch die deutschen Nicht-Rheinländer sehr lustig, unbeschwert und laut sein können. Was könnte wohl mein nächstes Projekt werden? Irgendwas aus Amerika?

WIE MAN AUCH IN SCHWIERIGEN SITUATIONEN SEINE GUTE LAUNE BEHÄLT

Für mich ist *Let's Dance* eine der letzten großen Gefühlsshows im deutschen Fernsehen – und tanzen liebe ich ja sowieso als ehemaliger Turniertänzer. Damals war ich zwar erst zehn Jahre alt, aber so etwas vergisst man natürlich nie! Dementsprechend melde ich mich freiwillig und bin ganz aus dem

Häuschen, als sich die Möglichkeit endlich ergibt, 2018 als einer von 16 Kandidaten bei *Let's Dance* antreten zu dürfen. Ich wollte unbedingt dieses Bild, das ich von mir hatte, in echt erleben: Ich, in schicken Klamotten, auf dieser gigantischen Bühne tanzend im Glitzer-Konfettiregen vor einem begeisterten Publikum. Das wird großartig! Voller Vorfreude unterschreibe ich den mehrseitigen Vertrag. Doch dann durchzuckt mich ein Schreck, denn jetzt erst wird mir bewusst: Ich muss ja nun die nächsten Monate mit einer wildfremden Tänzerin auf engstem Raum zusammenarbeiten! Darüber habe ich gar nicht nachgedacht. Was mache ich bloß, wenn die nicht nett ist? Das wäre ja ein Albtraum! Wenn ich mit meiner Harmoniefähigkeit an eine strenge Partnerin gerate, die mich immer nur anbrüllt … Schließlich choreographiert diese Frau für die kommenden Monate jeden Schritt von mir.

Bei *Let's Dance* müssen die Profitänzerinnen bei den Aufzeichnungen zwar immer so tun, als würden sie in deinem männlichen Promi-Arm dahinschmelzen, tatsächlich geben sie dir aber permanent Signale, wohin du treten und wie du dich bewegen sollst. Meine Begeisterung ist dadurch deutlich gebremst und ich habe ein mulmiges Gefühl, als die erste Sendung startet, in der die Paare zusammengestellt werden. Hoffentlich lande nicht ausgerechnet ich, nachdem ich doch immer so konsequent darauf achte, mit wem ich meine Zeit verbringe, bei einer spaßbefreiten, ehrgeizigen Tante – falls es die hier überhaupt gibt … Unauffällig scanne ich die möglichen Kandidatinnen. Wünschen darf ich mir ja keine, das bestimmt die Redaktion. Und die meint es glücklicherweise gut mit mir: Als ich erfahre, dass ich mit Regina tanzen werde, fällt mir eine ganze Geröllhalde vom Herzen. Schon allein deshalb, weil

Regina gerade Mutter geworden ist und daher noch ein eigenes Leben nach und neben der Show hat ... Regina freut sich ebenfalls, dass sie mich als Tanzpartner bekommt – und da sie ja so süß nah am Wasser gebaut ist, laufen ihr erst einmal die Tränen übers Gesicht. Als wir kurz darauf zum ersten Mal gemeinsam die große Showtreppe nach oben laufen, verspreche ich ihr: »Wir machen uns hier eine nette Zeit. Ohne irgendwelche Dramen!« Ich finde, dass kein Reality-TV der Welt es wert ist, dass man sich Dramen liefert, doch das scheinen viele anders zu sehen. Aus den Nachbarräumen hören wir in den kommenden Wochen regelmäßig von irgendwelchen Verletzungen, Gefühlsausbrüchen und Vorwürfen. Nur Regina und ich sind täglich ein Herz und eine Seele. Die Realisatoren – du hast bei *Let's Dance* ja immer jemanden um dich herum, der dich filmt – beschweren sich ständig bei uns: »Regina und Thomas! Ihr seid immer so fröhlich. Mehr Drama, bitte!« Aber da haben sie es ja mit dem Richtigen zu tun! Ich führe ohnehin einen ständigen Kampf gegen das Drama, aber garantiert nie gegen meine Tanzpartnerin – nicht einmal in den erschöpftesten Phasen. Dabei ist so ein Event natürlich ein Dramen-Schnellkochtopf, weil du so überhitzt bist und jeden Abend nur im Hotel sitzt und überlegst, wer warum welche Punkte bekommen hat. Ich sage es mal so: Die Hamster im Hamsterrad diskutieren das Rad ... Du lebst auf einem eigenen Planeten und hast kein eigenes Leben mehr, jeder Tag ist unglaublich intensiv. Anfangs hat man ja wenigstens noch am Samstag frei, irgendwann aber auch das nicht mehr und dann arbeitet man durch. Spätestens ab der fünften Woche ist man vollkommen platt, das merke ich am ganzen Körper – trotz meiner fürsorglichen Apothekerin. Trotzdem maulen Regina und ich uns nie an, sondern haben jede Woche Spaß miteinander. Wir halten unseren Schwur ein und ziehen einen Pfad der Nettigkeit durch dieses Drama-Minenfeld. Es ist immer möglich, auch in einer Drama-Umgebung seine eigene Unbeschwertheit zu leben, wenn man sich dazu entschließt und auch in überhitzten Momenten daran festhält!

Laut Psychologen hilft es sogar, wenn man die Leichtigkeit nicht verliert und sich zumindest zwischendurch immer mal heitere Pausen gönnt, um diese stressigen Phasen besser auszuhalten. Und die Menschen können ja unbeschwert sein! Dass sie das wollen und einen Riesenspaß dabei haben, haben sie mir beim Karaoke bewiesen. Deshalb war ich ganz zuversichtlich, dass ihnen meine neue Idee ebenfalls gefallen würde: Ich wollte die Stand-up-Comedy nach Deutschland importieren!

Was ist überhaupt Stand-up-Comedy? Einfach gesagt: Ein Mann oder eine Frau steht am Mikro, erzählt lustige Anekdoten aus seinem/ihrem Leben und bringt die Leute damit zum Lachen. Das gab es weltweit schon in vielen Ländern – nur bei uns noch nicht, da kannte man es allenfalls aus den Filmen *Fame, Lenny* oder *Flashdance*. Erstaunlicherweise! Was mir an meiner neuen Idee besonders gut gefiel: Es war cool! Und ich war nun fast 30 Jahre alt und fand, ich müsste allmählich ein bisschen cooler werden. Ein Mann, ein Mikro, ein Nachtclub. Als Moderator der Show, und als den sah ich mich sofort, musste ich reden, mich aber nicht mehr auf den Boden schmeißen und herumzappeln. Deshalb sprach ich Uriz von Oertzen an, der unsere Karaokeveranstaltungen in Hamburg organisierte: »Ich habe eine neue Idee. Die heißt Stand-up-Comedy. Wollen wir die nicht mal ausprobieren?« Ein einfacher Satz mit großartigen Folgen. Wahrscheinlich bin ich auch deshalb noch nie richtig gescheitert, weil ich immer das mache, woran ich glaube und wohinter ich stehen kann. Das macht dann wohl authentisch. Auf jeden Fall hat Uriz freundlich geguckt und anscheinend gedacht: Karaoke hat gut geklappt, dann probieren wir halt das mal aus. Heute kann man sich das gar nicht mehr vorstellen, aber damals wusste wirklich niemand, was Stand-up-Comedy war. Es gab ja noch nicht einmal die Berufsbezeichnung Comedian in Deutschland. Das heißt: Ich musste sechs Performer für meinen ersten Abend finden und davon überzeugen, dass sie sich als Comedians auf meine Bühne stellen und als solche von mir ansagen lassen.

Monty Arnold trat zu der Zeit im Hamburger *Schmidt Theater* mit Kleinkunst beziehungsweise Kabarett auf – je nachdem, wie man das nennen wollte. Monty war auch sehr gut im Stimmenimitieren, den konnte ich fragen, weil er immerhin schon Nummern hatte und es ihm im Zweifel egal war, ob man ihn nun als Kabarettisten oder Comedian bezeichnete. Job ist Job!

Uriz empfahl mir auch Wigald Boning, der zu dem Zeitpunkt eine schrille Gestalt der Hamburger Szene war. Von ihm wusste ich allerdings nur, dass er in irgendeinem coolen Film mitgespielt hatte und Jazzmusik machte. Also habe ich Wigald angerufen, weil ich ihn von meiner Idee überzeugen wollte. Er bestellte mich für unser erstes Treffen in die Kantine von Karstadt, was mich ein wenig irritierte: Was für ein merkwürdiges Setting für ein Arbeitsgespräch! Sonst trafen sich Künstler doch eher in den hippen oder alternativen Szeneläden. Es war nicht einmal der etwas schickere Karstadt in der Hamburger Innenstadt, sondern der im gutbürgerlichen Eimsbüttel mit seiner hässlichen 70er-Jahre-Betonfassade. Dort lief ich also erst mal durch die komplette Strumpfabteilung, bis ich dann ganz hinten in der Ecke Wigald entdeckte, der da in seinem merkwürdigen Style saß, mir zuwinkte und wie ein Super-Nerd wirkte. Seine Klamotten trägt der ja nicht nur auf der Bühne, sondern immer. Ich war fasziniert und wusste sofort, dass ich ihn unbedingt für meine Show gewinnen wollte – nicht nur weil Wigald in Hamburg schon eine echte Nummer war, sondern auch, weil ich merkte, dass er anders war. Besonders, hochintelligent, wunderbar skurril, ein wirklich interessanter Typ und sehr aufgeschlossen. Ich hätte ihn viel lieber in ein nettes Café eingeladen, um ihn zu umgarnen, stattdessen standen wir nun nebeneinander an der Theke mit unseren Tabletts, auf die wir unsere Teller mit dem Kartoffelsalat und der Bulette stellten. Es war extrem unglamourös, gerade für meine Verhältnisse, aber es war ein typischer Wigald-Ort! Der blieb immer im Normalen oder im Alltag verwurzelt und hob nie ab – er fühlte sich dort offensichtlich wohl. Also dachte ich: Okay, dann ist das eben so. Wigald hörte sehr aufmerksam zu, als ich ihm erzählte, was ich vorhatte. Aber er sagte nicht gleich zu. Ich musste ihn ziemlich überreden, bis er endlich bereit war, bei mir zehn Minuten Quatsch zu erzählen. Darüber war ich so froh, dass ich gar nicht mehr wissen wollte, was er überhaupt von sich geben würde …

Nun fehlten mir also noch vier Comedians. Als Nächstes fragte ich meinen Freund Georg Uecker, von dem ich wusste, dass er gut schnattern kann. Zu dem habe ich gesagt: »Du bist so eine lustige Plaudertasche, du musst einfach nur aus der *Bunten* vorlesen. Dabei redest du über dein kunterbuntes Leben, man kennt dich ja aus der *Lindenstraße* und du bist ein Fernsehstar.« Schließlich sprach ich noch meinen Nürnberger Schulfreund Gert Thumser an, Dietmar Burdinski, einen Performer aus Köln, und den Hamburger Kabarettisten Hans-Peter Ritz. Ich hatte Uriz vorgeschlagen, für unseren ersten Comedyabend das Kellertheater im *SchauSpielHaus* zu mieten, das eine Minibühne hatte, auf der man so eine kleine Wortshow gut machen konnte. Dieser Wunsch entstammte wieder meinem Traum der Verschmelzung von E und U. Ich wollte beweisen, dass das alles prima zusammenpasste: oben Hamlet, unten Humor. Uriz hatte zu unserem ersten Abend das Hamburger Szenepublikum eingeladen, also eher das »Wichtig-Publikum«, was für Comedy nicht ganz ideal war. Für Comedy brauchst du vielmehr normale Leute und keine Hipster. Aber darüber wollte ich lieber nicht zu lange nachdenken, weil ich genug mit meiner Rolle beschäftigt war. Ich wollte weg von der Kunstfigur Tommy Garden, mehr hin zu Thomas Hermanns, also zu mir, und das bedeutete: Ich musste mich als Moderator ganz neu erfinden. Wie will ich denn da überhaupt auftreten? Meine großen Moderatorenvorbilder sind ja eher deutsche TV-Größen wie Hans-Joachim Kulenkampff oder Rudi Carrell. Diese alten Recken der 70er-Jahre sind mir am nächsten, weil sie ihre Sendungen elegant und mit Stil gemacht haben – und immer im Jackett. Außerdem war Kulenkampff – das mochte ich besonders an ihm – einfach ein richtig guter Gastgeber, der du als professioneller Moderator auch sein musst. Es gibt ja wohl nichts Schrecklicheres als einen schlecht gelaunten Gastgeber, dann wird die ganze Party nichts. Eigentlich kann man sagen: Als Moderator macht man die Nettigkeit zu seinem Beruf, weil Nettsein in alle Richtungen wichtig ist – sowohl backstage als auch vorne. Genau wie beim Karaoke hast du es als Comedymoderator immer in der Hand, jemanden so anzusagen, dass er in den ersten fünf Minuten nicht auf die Füße kommt oder aber ihm für seinen Auftritt eine passende Vorlage zu liefern. Schlechte Gastgeber zum Beispiel machen gerne mal selber eine ganz tolle Nummer, nach der der Performer die nächsten drei Minuten überhaupt keine Chance mehr hat zu glänzen. Diese Arbeit hat also sehr viel mit Nettigkeit zu tun, das hat fast etwas Mütterliches. Alle guten Moderatoren – von Kulenkampff bis Johnny Carson – zeichnet ihre Wärme aus. Gerade wenn jemand neu ist und nervös hinter den Kulissen steht, empfinde ich es als Moderator als meine Aufgabe, ihn an die Brust zu nehmen, ihm Mut zu machen, Tipps zu geben, Nerven zu beruhigen und zu sagen: »Du schaffst das schon!« Ich mag diesen fürsorglichen Anteil meines Jobs, außerdem habe ich natürlich ein Interesse daran, dass alle gut sind beziehungsweise sich verbessern. Schon allein, weil ja klar ist: Je besser alle Beteiligten performen, desto besser wird das Produkt und umso größer ist der Erfolg. Deshalb macht Konkurrenzdenken in der Comedyszene für mich auch wenig Sinn. An alle, die gerne die Hallengröße der Konkurrenten vergleichen: Freut euch lieber, wenn ihr gute Leute um euch herum habt, und schaut euch an, wie sie die Dinge machen!

Also von der Haltung her Kulenkampff und Gastgeber. Okay, aber jetzt musste ja noch der Stand-up-Style dazu. Natürlich hatte ich mir angeschaut, wie in Amerika Stand-up-Comedians auftraten. Die waren durch die Bank weg geradezu das Gegenteil von Travestie: Jungs, die im T-Shirt dastanden, leicht verschwitzt – so eine richtige Testosteronbande. Aber als Moderator muss man sich ja doch ein bisschen feiner kleiden, fand ich, war mir aber nicht sicher, ob ein Jackett nicht zu dick aufgetragen war. Was ist wohl ein passendes Stand-up-Moderatoren-Outfit? Keine Ahnung! Bunte Hemden? Bundfaltenhosen? Weil ich mich wohl zu sehr an den Comedians aus Kalifornien orientierte, entschied ich mich beim ersten *Quatsch Comedy Club* für etwas ganz Absurdes: für eine weiße Bundfalten-Seidenhose und ein knallblaues

Hemd. Ich wollte eigentlich mit einem coolen Amerika-Style aufwarten, doch die bittere Wahrheit war: Ich sah aus wie ein kalifornischer Billig-Gigolo und war zudem noch irrsinnig nervös. Dadurch verbreitete ich bei meiner ersten Show ganz bestimmt nicht diese entspannte Wohlfühlatmosphäre, die ich backstage immer so wichtig finde. Ich bläute meinen Performern ein: »Ihr seid jetzt Comedians, keine Komiker, vor allem keine Kleinkünstler und auch keine Kabarettisten!« Das waren alles meine Hasswörter. Und Komiker klingt nach Clown. Durch das Englische klang es viel cooler und internationaler – fast ein bisschen nach New York. Deshalb passte auch Kleinkünstler nicht, fand ich. Und Kabarettisten traten in der ARD-Sendung *Scheibenwischer* auf und waren quasi die Herren Doktoren der Humorzunft. Für die waren wir wahrscheinlich so ein bisschen die frechen kleinen Deppen, und wenn das Fernsehen nicht gekommen wäre und uns in den Starhimmel gehoben hätte, wären wir das heute noch. Aber damals waren wir von dem ganzen Ruhm natürlich noch himmelweit entfernt. Er erschien mir sogar geradezu unerreichbar, als ich zum ersten Mal als Comedymoderator auf der Bühne stand und mein erster Text furchtbar floppte.

Ich erinnere mich genau, ich habe begonnen mit: »Ich freue mich, dass es heute Abend so voll geworden ist. Aber es tut mir leid, dass Leute mit schizophrener Persönlichkeit dadurch keinen Platz mehr gefunden haben.« Es gab keinen einzigen Lacher – das war schrecklich! Ich schaute in lauter ratlose Gesichter. Leider war es auch nicht wirklich lustig, deshalb habe ich mittlerweile den Rest meines Intros verdrängt. Ich weiß nur noch, wie froh ich war, als ich wieder von der Bühne konnte und ein anderer sie für sich einnahm, ehe ich mit meinem allerersten Fundstück des Monats wieder raufmusste. Und es fühlte sich wirklich wie müssen an, weil ich die Pleite meines Intros noch nicht verdaut hatte. Ich schnaufte tief durch und klammerte mich an mein Fundstück. Dieses Fundstück hatte ich mir nur deshalb ausgedacht, weil ich etwas machen wollte, mit dem ich mich von den anderen Comedians absetzen konnte. Eine Art Kolumne, weil ich stilistisch dadurch nicht mit ihnen in Konkurrenz trat. Und so hatte ich vor, immer eine reale Sache aus der Wa(h)renwelt vorzustellen. Bei der ersten Show irgendeine blöde Werbeaktion für *Von Lundia: die kesse Fichte*, was schon ein bisschen besser ankam, da sich das Publikum nun langsam daran gewöhnt hatte, dass es lustig werden sollte. Außerdem kam der Humor hier quasi ungewollt durch die Werbesprüche und nicht zu gewollt aus meinem Hirn. Insgesamt war der Abend ein ständiges Auf und Ab mit Wigald als Höhepunkt vor der Pause. Ich war vollkommen aufgelöst – und dann passierte noch dieses absurde Brigitte-Nielsen-Ding.

Mir war die ganze Zeit schon eine Person im Publikum aufgefallen, die aussah wie Brigitte Nielsen. Aber das war ja absurd. Warum sollte eine Hollywoodschauspielerin aus *Red Sonja* und anderen Trash-Meisterwerken hier in Hamburg bei uns in der Show sitzen? In der Pause kam Uriz ganz aufgeregt zu mir gelaufen und sagte: »Brigitte Nielsen ist da. Die Echte! Sie war bei einer Fernsehsendung von Premiere zu Gast und die Leute von der Redaktion sind einfach nach der Aufzeichnung mit ihr hierhergekommen.« Das bedeutete, dass ich – ohnehin schon völlig durch den Wind – jetzt für meinen Abschluss natürlich noch mein erstes Hollywoodstar-Interview führen musste. Was ich dann auch prompt versemmelte. Ich habe also die Nielsen auf die Bühne geholt und die Leute dachten erst einmal, neben mir stünde eine Transe von der Reeperbahn, weil sie ein bisschen übertrieben geschminkt war. Die Zuschauer konnten sich gar nicht vorstellen, dass die echte Brigitte Nielsen in unseren Theaterkeller kam. Und dann habe ich ihr die peinliche erste Frage gestellt: »Wie ist das eigentlich so unter Stars? Kommt dann regelmäßig Joan Collins vorbei und leiht sich eine Tasse Salz bei dir?« Brigitte Nielsen: »Joan Collins wohnt in London. Ich lebe in Los Angeles.« Bum! Wenig schlagfertig habe ich dann noch ein »Ach, ja?« nachgeschoben. Ich war völlig fertig mit den Nerven. Aber ich quäle mich niemals mit Selbstvorwürfen, wenn etwas nicht optimal gelaufen ist. Das bringt nichts – außer schlechter Laune. Stattdessen drehe ich es für mich um, lerne aus meinen Fehlern, um es beim nächsten Mal besser zu machen. Und insgesamt war es durch das guten Finale zur ersten Pause, die tollen Auftritte von Monty, Georg, Dietmar und diesem unerwarteten Hollywoodglanz zum Ende hin für alle doch ein ganz scharfer Abend geworden. Ein Fotograf von der *Hamburger Morgenpost* machte ein Bild von mir und Brigitte, das dann zwei Tage später sogar als Coverfoto gedruckt wurde. Also wegen ihr, ich war da halt irgendwie auch dabei. Aber immerhin schlug der Abend dadurch pressemäßig in Hamburg gleich ziemlich hohe Wellen: Wigald, Frau Nielsen und ich mit meinem Karaokeruhm – das war schon hot. Alle waren zufrieden und bereiteten sich auf die zweite Show vor, bis ein Brief vom Intendanten des *SchauSpielHauses* sogar mir mal kurzfristig die gute Laune vermieste. Er schrieb: »Sehr geehrter Herr Hermanns, nach dem ersten Abend bin ich der Meinung, dass er nicht mehr wiederholt werden sollte. Der Abend war von der Qualität her so weit entfernt von dem, was wir uns vorgestellt haben, dass wir an eine wesentliche Verbesserung auch nicht mehr glauben. Wir sollten es aus diesem Grund bei dem einmaligen Versuch belassen und die weiteren

Termine absagen. Den Verkauf habe ich erst einmal gestoppt. Es tut mir sehr leid, aber eine derartige Darbietung können wir im *Deutschen SchauSpielHaus* nicht verantworten. Mit freundlichem Gruß!«

Nun folgte also der Rausschmiss – trotz Brigitte Nielsen. Vielleicht wegen meines tollen Schizophrenie-Gags. Es hatte alles nichts genutzt, möglicherweise hatte der Intendant ja keinen Humor, dafür bewies er immerhin ein bisschen Mitgefühl: Er sagte uns zu, zumindest noch die zweite Show im *SchauSpielHaus* veranstalten zu dürfen. Denn dass wir weitermachen sollten, stand für mich außer Frage, ganz egal, wie der Intendant die Qualität unserer Show bewertet hatte! Ich war mir sicher, dass Comedy ein Erfolg werden würde, das spürte ich. Das Publikum hatte den Abend gemocht. In den folgenden vier Wochen musste ich also nicht nur aufgeregt ein neues Programm mit neuen Comedians zusammenstellen, mir lustige Moderationen ausdenken und ein neues Fundstück des Monats aufspüren – ich brauchte vor allem ein neues Theater! Es wurde also wieder nix aus E und U in einem Haus, obwohl die zweite Show schon sehr viel besser lief als die erste – auch optisch! Ich hatte mich diesmal dann doch in alter Kulenkampff-Tradition für ein kariertes Jackett entschieden. Es war ein bisschen retro und nicht mehr der kalifornische Gigolo. Aber auch nicht mehr Tommy Gardens Gold und Glitzer. Selbst das Publikum war an diesem Abend nicht mehr so überhyped, weil nicht nur Hipster kamen, sondern hauptsächlich ganz normale Leute. Presse hatten wir auch wieder im Haus, es wurde ein bisschen gefilmt, was ebenfalls ganz gut war, und als Highlight erlebten wir alle zum ersten Mal Olli Dittrich! Wigald hatte ihn mir empfohlen, weil es ihm bei uns prima gefallen hatte. Und Olli gab sein Debüt als Dittsche, hat an diesem Abend also überhaupt erstmals diese Figur auf die Bühne gebracht. Im Original-Bademantel mit Original-Alditüte. Das war dermaßen gut und so lustig, dass Olli spontan von unseren üblichen zehn auf 20 Minuten verlängerte. Sein Auftritt war einfach brillant, einer dieser magischen Bühnenmomente, die man manchmal erleben darf im *Quatsch Comedy Club,* wenn man merkt: Da wird ein richtiger Star geboren. Diese unvergesslichen Momente liebe ich. Damals bestärkte er mich darin, dass wir uns auf dem richtigen Weg befanden.

Das Einzige, was mich an diesem Abend nervte, war der Hund von Ulrich Tukur, der mir in der Garderobe ständig zwischen die Füße lief. Dabei konnte ich mir nicht mal erklären, wo dieser Hund überhaupt herkam. Alle zuckten bloß mit den Schultern und meinten, das sei der Hund von Tukur – und Schauspieler hätten halt Hunde, die dann jedes Mal überall herumlaufen dürften, weil das so crazy sei. Ich finde das doof, Hunde haben im Theater einfach nichts zu suchen, auch keine Starhunde! Zumindest das würde uns künftig sicher erspart bleiben, wenn wir endlich unser eigenes Theater hätten ... Und das hatten wir dann auch: Auf der Reeperbahn 1, im heute legendären *Mojoclub,* fanden wir unser neues Domizil, das es für die kommenden zwei Jahre bleiben sollte.

Viel, viel später standen wir noch einmal auf der Bühne des *SchauSpielHauses* – zu unserem zehnjährigen Jubiläum! Das war wieder ein bisschen meiner trotzigen Seite geschuldet, da wollte ich mal dicke Eier zeigen und sagen: »Jetzt mieten wir uns den Laden einfach. Und zwar die ganze obere Etage!« Die Tatsache, dass das *SchauSpielHaus* mitzog und uns »wieder reinließ« zeigte: Auch die E-Seite der Nation kann Humor haben! Na, geht doch!

Mit viel Herz und Verstand

Wenn ich heute durch meine Wahlheimat Berlin spaziere und im Prenzlauer Berg eine Mutter mit ihrem Kind vor einem veganen Eisstand entdecke, werde ich automatisch langsamer und in meinem Kopf beginnt es zu rattern. Da sehe ich dann eine Frau, die unbedingt alles richtig machen möchte, mit einem Kind, das einfach nur ein süßes Eis will, vor einem Eismann, der sich innerlich die Hände reibt, weil er pro Kugel veganes Eis mindestens 30 Cent draufgeschlagen hat, weil vegan gerade so hip ist. Früher hätte ich daraus eine Riesennummer gemacht: über veganes Eis, was das überhaupt ist; darüber, was das Kind viel lieber hätte, die Mutter aber nicht mit ihrem Gewissen vereinbaren kann; und den Eisverkäufer, der diese Situation verschmitzt ausnutzt. Ich habe diesen Stand-up-Verwertungsblick dermaßen verinnerlicht, dass ich heute noch alles, was ich erlebe, gedanklich durcharbeite – selbst wenn ich es inzwischen nicht mehr aufschreibe. Diesen Stil nennt man »observational Stand-up« und ich bin überzeugt, dass spätestens dieser aufmerksame Blick wirklich jeden zum großherzigen Menschenfreund machen kann. Denn sobald man das menschliche Wesen in seinem natürlichen Lebensraum beobachtet und sein normales Benehmen studiert, bekommt man dafür und für sein verzweifeltes Bemühen, alles richtig zu machen, fast ein warmes Bauchgefühl. Und das Schönste: Wenn du genau hinschaust, siehst du irgendwann nur noch das, was uns Menschen verbindet, und nicht mehr das, was uns trennt.

Jeder gute Comedian muss meiner Meinung nach ein ausgeprägter Humanist mit ganz besonders feinen Antennen sein, weshalb ich es noch einmal doppelt so wichtig finde, für sie ein Arbeitsumfeld zu schaffen, in dem sie sich gut entfalten können. Und nach unserem Umzug bot sich mir zum ersten Mal die Gelegenheit, mir zumindest meine Arbeitswelt so zu erschaffen, wie ich sie wollte: nett! Zwar war die Reeperbahn nicht das *SchauSpielHaus*, aber was sich anfangs wie eine Niederlage anfühlte, entpuppte sich bald als Riesenglück, weil wir einfach viel besser auf Deutschlands Mini-Broadway passten als in das feudale *SchauSpielHaus*. Unser Publikum kam ja sowieso eher aus dieser bunten und lebensfreudigen Reeperbahnwelt. Dementsprechend nahm auch der Zuspruch hier rasend schnell zu, wodurch aus meiner lustigen Idee »Ich mache jetzt mal Stand-up-Comedy« ruckzuck ein Fulltimejob wurde, nachdem die Organisation doch viel mehr Aufwand erforderte, als ich erwartet hatte. Bei den Karaokeshows hatte die Agentur viel für uns organisiert, nun musste ich bei allem selber ran und mir wurde schnell klar: Das war alleine gar nicht zu schaffen! Ich hatte Glück, dass Renate, die bis dahin mit viel Herzblut unsere Karaokeshows für die Agentur betreut hatte, als meine erste Mitarbeiterin in meine neu gegründete Firma *Serious Fun* wechseln konnte. Renate arbeitet übrigens heute noch als meine künstlerische Leitung, was mich jeden Tag freut. Ich habe viele solcher langjährigen Lebensbegleiter, denn wenn zwei nette Menschen aufeinandertreffen, denen ein liebenswürdiger und respektvoller Umgang wichtig ist, stehen die Chancen gut, dass man sehr lang gemeinsame Wege geht!

Zu Beginn veranstalteten wir nur eine Show im Monat, weil wir mehr gar nicht geschafft hätten. Es war natürlich irrsinnig schwierig, für jede Show gute neue Leute zu finden, und es bewarb sich auch keiner bei uns, weil uns zu diesem Zeitpunkt – wir sind im Jahr 1992 – noch niemand kannte und Stand-up-Comedian in Deutschland kein Beruf war. Dementsprechend hatten wir auch keine super bestückte Kartei, sondern mussten immer herumtelefonieren und Leute fragen, ob sie nicht vielleicht einen besonders lustigen Kleinkünstler kannten, den sie uns empfehlen könnten. Natürlich gab es Schauspieler mit einem komischen Talent so wie Dirk Bach, aber das waren leider keine Stand-up-Comedians. Das ging am Anfang alles noch ziemlich durcheinander und wir mussten manchmal vielleicht Abstriche machen, was die Qualität anging, dafür waren die Nummern immer schwungvoll. Ich musste ja selbst erst lernen, worauf es bei Comedy überhaupt ankam. Deshalb stand ich während jeder Show mit Herzklopfen und einer wilden Mischung aus Spannung und Sorge in der Gasse und habe verfolgt, wie alles vom Publikum angenommen wurde. Leider konnte ich immer nur den Künstler im Profil beobachten und nie die Gesichter der Zuschauer. Weiter vorlehnen konnte ich mich aber auch nicht, sonst hätte mich das Publikum gesehen – und das sollte es ja nicht. Damals lernte ich zu erlauschen, wie die Stimmung im Zuschauerraum war, dazu musste ich bald gar nicht mehr in die Gesichter der Leute gucken. Nach und nach entwickelte ich auch ein sicheres Gespür dafür, welche Typen und welche Nummern erfolgreich waren und welche nicht. Die Zuschauer reagierten vor allem auf Geschichten, die aus ihrer Alltagswelt stammten, wo sie sich gesehen und wahrgenommen fühlten. Das fand ich interessant, also versuchte ich, dass wir dem Ganzen inhaltlich immer näher kamen ... Außerdem merkte ich, dass meist die ersten Sekunden darüber entschieden, ob ein Performer angenommen oder abgelehnt wurde. Das ist ganz magisch. Don Ward, der Chef vom *Comedy Store*, dem berühmtesten Comedyclub Londons, hat mir das einmal so erklärt: »Wenn einer rauskommt und du sagst zu deinem Sitznachbarn: ›Ach, der ist so ein bisschen wie mein Vetter Paul!‹, dann ist es gut. So ein direktes Kenn-ich-Gefühl, das hilft.« Entweder muss mir also der Performer bekannt und vertraut vorkommen oder aber das, was er oder sie erlebt hat – dann hängt das Publikum an seinen Lippen, lacht befreit und aus ganzem Herzen. Und dieses Lachen, das ausgelassene, ist mein liebstes. Nicht nur dieses verhohlene »Ho, ho, ho!«-Lachen, wenn im Text ein Tabu gebrochen wird. Einzig und allein mit dem unbeschwerten Lachen entsteht dieser hochsympathische Austausch von positiver Energie, der mich jedes Mal von Kopf bis Fuß erfasst, der jede einzelne Körperzelle vibrieren und wohlig warm werden lässt. Genauso intensiv fühle ich aber auch die eisige Kälte, die entsteht, sobald das Publikum den Performer ablehnt. Wir hatten ab und zu Leute auf der Bühne, die wie bei einem Stadionkonzert rausgingen: »Hallo, Hamburg!« Ein Riesen-Ego! In dem Moment lehnte sich das ganze Publikum – hörbar – zurück. Da waren die schon raus. Das ging ganz schnell und die Nummer war meistens nicht mehr zu retten. Nur ganz selten erlebt man das Phänomen, dass der Comedian sein Publikum nach einem verpatzten Einstieg doch noch zurückerobert, indem er in den folgenden zwei bis drei Minuten richtig gutes Material liefert. Aber das ist natürlich nervenaufreibend. Für den Künstler, jedoch auch für mich, weil ich da emotional jedes Mal komplett mitgehe ... Um solche schwierigen Starts zu verhindern, bläue ich unseren Künstlern deshalb immer ein: Der erste Eindruck ist entscheidend! Laut Studien benötigt das Gehirn gerade mal eine Zehntelsekunde, um ein Urteil über eine andere Person zu fällen – das gilt natürlich nicht nur für Performer, sondern für jede neue Begegnung. Deshalb sollte man sich genau überlegen, wie man auf Menschen zugeht. Besonders im Scheinwerferlicht.

In den ersten Minuten jeder neuen Show war ich mindestens so aufgeregt wie der jeweilige Performer, teilweise sogar noch mehr, wenn ich die Person, die sich auf die Bühne stellte, auch noch gut kannte und gerne mochte – so wie Gayle. Ich hatte meine amerikanische Freundin überredet, bei uns aufzutreten, obwohl sie eigentlich Sängerin in Berlin war und zwischen ihren Liedern manchmal sehr lustige Anekdoten aus ihrem Leben als Amerikanerin in Deutschland erzählte. Ich sagte zu ihr: »Du erzählst immer so lustige Geschichten, lass doch mal die Lieder weg!« Das klang für eine Sängerin natürlich total absurd, doch schon bei ihrem ersten Auftritt bei uns merkte Gayle selbst, wie gut das bei ihr mit dem Erzählen funktionierte. Sie sprach als Erste dieses Denglisch, was für Comedy einfach gut passte und es selbstverständlich auch noch nicht gab. Außerdem freuten sich die Zuschauer, dass ihnen jemand – scheinbar mit diesem Blick von außen – zeigte, wo sich die Deutschen merkwürdig benehmen. Gayle war unsere erste Frau im Programm und fast von Anfang an dabei ... Auch Rüdiger Hoffmann stieß sehr früh zu uns. Die meisten kamen über Mundpropaganda. Monty Arnold hatte uns zum Beispiel Martin Schneider empfohlen. Michael Mittermeier hatten wir selbst auf einem Video mit bayerischer Kleinkunst entdeckt. Er war zu dieser Zeit noch gar kein cooler Comedian, sondern spielte bayerische Familienszenen nach – immer verkleidet mit irgendwelchen absurden Mützen und hässlichen Brillen, trotzdem habe ich hinter dieser merkwürdigen Fassade schon erkannt, dass er eine wahnsinnig gute Mimik hat und ein absoluter *funny bone* ist. Deshalb haben wir ihn zu uns eingeladen, obwohl das schon der weiteste vorstellbare Weg war: von München nach Hamburg. Das war ja nicht um die Ecke, wir mussten also richtig investieren und ich war ziemlich gespannt, was unser überwiegend hanseatisches Publikum wohl zu seinen bayerischen Geschichten sagen würde. Aber sobald Michael seinen ersten Auftritt absolviert hatte, war völlig klar, dass er ein absolutes Naturwunder ist. Neben Ollis Auftritt in unserer ersten Show war Michaels sicher einer der prägendsten in der ganzen *Quatsch Comedy Club*-Geschichte. Noch so ein magischer Moment, wie ich ihn verstehe ... Auch bei ihm erschienen die vereinbarten zehn Minuten viel zu kurz. Bald meldeten sich die ersten »Wiederholungstäter« mit neuen Ideen und Nummern zurück: Olli, Dietmar, Monty, Wigald, Maddin – alle kamen wieder und so bildete sich allmählich eine bunte Gruppe von Leuten aus ganz Deutschland, die wir immer wieder zu uns einladen konnten und die gerne kamen. Wir zahlten auch so gut wir konnten. 300 Mark pro Show für zehn Minuten waren zu dieser Zeit eine gar nicht schlechte Gage, die ich aber unbedingt zahlen wollte, weil ich genau wusste, wie schwierig Stand-up war. Ich erlebte es ja im eigenen Leben jeden Monat aufs Neue. Und Wertschätzung darf nicht an dem Punkt aufhören, an dem ich etwas hergeben muss. Ich kann nicht sagen: Ich bin nett, und dann bin ich nicht bereit, die *extra mile* zu gehen ...

Als Comedian auf der Bühne zu stehen ist für mich einer der schwierigsten Jobs in der Unterhaltungsbranche überhaupt, weil du dich nicht verstecken kannst. Du bist komplett schutzlos, wenn es nicht klappt. Dann stehst du da, nur mit dir und deinem Mikro, und musst im schlimmsten Fall den Flop und das bierernst dreinschauende Publikum aushalten. Und das Risiko zu scheitern war damals natürlich groß, weil Stand-up für uns alle neu war und noch keiner das wirklich richtig konnte. Unsere monatlichen Show-Zusammenkünfte entwickelten sich deshalb fast zu Fortbildungsveranstaltungen. Schon bevor es losging, guckten wir Videos von Eddie Murphy oder anderen berühmten Stand-uppern, die wir dann gemeinsam analysierten. Nach der Show sind wir immer zusammen essen gegangen – auch das war Gesetz! Da haben wir dann die ganze Truppe ins *Medusa* eingeladen, einen leider nicht mehr existierenden Italiener auf der Reeperbahn, der immer noch lange Küche hatte. Für hartgesottene Entertainer gab es oft die berühmte *Medusa-Pfanne*, eine Fleischpfanne mit Fleisch und noch mehr Fleisch. Und weil wir die alle nachts um eins nach der zweiten Show gegessen haben, konnten wir danach ohnehin nicht mehr schlafen und haben stattdessen bis zum Morgengrauen gequatscht. An diesen Abenden erzählte jeder, wie es für ihn gelaufen war oder warum es seiner Meinung nach nicht geklappt hatte. Dieser Austausch war wichtig, weil das Ganze ja ein Versuch war. Comedy war noch komplett unbeleckt vom Ruhm, keiner von uns war bekannt und wir konnten es alle noch nicht besonders gut, selbst wenn einige schon auf einem guten Weg waren.

Wie schon zu Unizeiten glänzte ich wieder als Streber, der alle Bücher gelesen hatte und den anderen schilderte, was in den amerikanischen Fachbüchern wie *Comedy Writing Step by Step* stand. Schließlich mussten wir alle nicht nur das Performen, sondern auch das Schreiben von Stand-up-Comedy lernen. Und irgendwann saß ich dann da, schaute auf meine Truppe und realisierte, dass ich es tatsächlich geschafft hatte, dieses New Yorker Performergefühl der Neidlosigkeit und Zusammengehörigkeit nach Deutschland zu transportieren. Da hätte ich vor Freude fast weinen können, weil alles so perfekt zusammenpasste. Weil ich aus Amerika nicht nur das Showkonzept, sondern auch noch diesen Respektethos gegenüber den Künstlern mitgebracht hatte. Es lief alles so, wie ich mir das vorgestellt hatte. Ich behandelte meine Performer genau so, wie ich es mir selbst gewünscht hätte, weshalb wir selbstverständlich auch die Kosten für ihre

Hotels und Bahnfahrten übernahmen. Hätten wir die Show nur mit Hamburgern besetzt, wäre es sich finanziell vielleicht sogar ausgegangen. Jetzt aber stellte sich die Frage, wie wir unseren hohen Anspruch überhaupt finanzieren sollten, denn es war schnell klar, dass das mit einer Show im Monat nicht klappen würde. Deshalb fragten wir den Sponsor unserer Karaokeshows, L&M von Philip Morris, ob sie nicht auch das Sponsoring unseres *Quatsch Comedy Clubs* übernehmen wollten – und sie gingen sofort mit. Das brachte uns das Geld, das zumindest das erste Jahr unseres Clubs finanziell absicherte. Das war natürlich eine Riesenerleichterung, auch wenn es für mich gleichzeitig einiges an Mehrarbeit bedeutete. Ich musste nicht nur als Produzent, Moderator und Geschmackspolizei die gesamte Verantwortung stemmen, sondern monatlich auch noch Unmengen Text für das L&M-Duo (so kam der Sponsor in der Show vor: mit einem Sketch und zwei Extra-Performern) und mich als Moderator schreiben. Allein für mich waren das jedes Mal mindestens ein Opening-Monolog und ein Fundstück, also etwa 15 Minuten Text, die ich komplett auswendig lernen musste, weil bei Stand-up alles bis aufs Komma genau festgelegt wird. Da ist so gut wie nichts spontan, obwohl es in der Show immer so klingt, als fiele dir der Gag gerade ein ... Das war insgesamt gesehen schon die hohe Schule des Entertainments! Zumal wir nie einen Text wiederholen durften. Selbst wenn ich ein sehr, sehr lustiges Fundstück des Monats hatte, musste ich nächstes Mal ein neues bringen. Ich lief nur noch mit so einer »Was würde sich für die Show eignen?«-Brille durch die Welt, stürzte mich auf jeden Wühltisch und kam an keiner Kelly-Family-CD vorbei – sie könnte ja das Fundstück des Monats werden! Zeitschriften, bei denen ich normalerweise sofort weggeguckt hätte, musste ich nun akribisch studieren. So entdeckte ich in *Das neue Wochenend* zum Beispiel die Geschichte: »Barbie und Ken machen alle Sexstellungen«. Die wurde von mir dann ernsthaft durchgearbeitet und jede Textzeile gelesen, weil ich schon ahnte, dass das irgendwie lustig werden könnte. Alles, was es an Trash gab, musste ich angucken, jedes doofe Produkt bestellen und bei Woolworth immer zuerst den Grabbeltisch ansteuern: Was haben die denn hier noch liegen? Da fand ich oft die merkwürdigsten Sachen wie etwa die berühmte Urinella, eine Art Trichter, der es Frauen ermöglichte, im Stehen zu pinkeln. Ein sehr berühmtes Fundstück des Monats und heute noch ein YouTube-Hit! In dieser Zeit war ich nur noch in den schlechtesten Kaufhäusern unterwegs, gerne in den Bücherecken, wo ich literarische Höhepunkte wie *Dinner mit den Boys – die Lieblingsrezepte der Boygroups* aufspürte. Es gab genug Trash, das war das Erschreckende. Wenn man so durch die Welt schaut, entdeckt man ständig irgendeinen Blödsinn. Später schickten mir dann sogar die Comedyzuschauer die verrückten Dinge zu, die sie irgendwo aufgegabelt hatten.

Den Leuten gefiel unser neues Unterhaltungsformat: Zum ersten Mal beschäftigte sich jemand auf der Bühne konsequent mit den ganz normalen Alltagsdingen. Regelmäßig kamen die Leute nach der Show zu mir und freuten sich: »Ich war auch bei IKEA und hab das Regal mit dem komischen Namen gesehen.« Die Menschen fühlten sich deshalb so wohl bei der Comedy, weil wir auch ihre unterdrückten Ängste, ihren immer wiederkehrenden Ärger und die überspielten Peinlichkeiten ansprachen. Und das, ohne die Leute bloßzustellen oder abzuwerten. Ganz im Gegenteil, wir reichten ihnen die Hand und zeigten, dass sie trotzdem völlig normal waren, weil sich nämlich alle so benahmen. Das schafften allerdings nur die Comedians, die nicht diesem natürlichen Reflex folgten, ihr eigenes peinliches Benehmen zu überspielen. Denn als guter Comedian muss man in dieses peinliche Gefühl eintauchen, sich eine Mentalnote machen und daraus seine Nummer schreiben. Und dafür darf man sich selbst nicht zu wichtig nehmen, nicht zu eitel sein und – auch das haben fast alle gemein – muss man irgendwann in irgendeiner Form von der Normalität ausgeschlossen gewesen sein. Kein Comedian hat nach seinem erfolgreichen Modeljob oder seinem abgeschlossenen Jurastudium beschlossen, Comedian zu werden, das gibt es nicht. Als erfolgreicher Comedian musst du gelitten haben. Du musst zumindest zeitweise von der Gesellschaft in die Peripherie und damit in die Außenperspektive gedrängt worden sein; dieser Blick von außen verbindet die Comedians miteinander. Das heißt, auf dem Schulhof hätten wir vermutlich alle in derselben Ecke gestanden – garantiert nicht in der hippen Mitte! Wir hätten uns weder bei den Sportstars noch bei den Mathegenies getummelt, was aber nicht bedeutet, dass wir alle *total misfits* gewesen wären. Das nicht. Trotzdem verabschiedet sich natürlich keiner freiwillig aus der Gemeinschaft, weil er das so nett findet, jetzt mal am Rand zu stehen. Wenn du die Blonde warst, auf die alle abgefahren sind, oder der Sportler, den alle haben wollten, dann hast du dich eher nicht ins Abseits bewegt. Stattdessen hat die Blondine wahrscheinlich den Sportler geheiratet und mit ihm Kinder gekriegt – aber da steckt keine Comedy drin.

Bei mir war vermutlich die Coming-out-Phase entscheidend: Mit 16 habe ich plötzlich festgestellt, dass ich komplett außerhalb der Klassengemeinschaft stand, weil ich etwas tat, was kein anderer aus meiner Klasse machte – oder es zumindest machen wollte … Das hat mich irritiert, ich hatte das Gefühl, diesen Teil von mir zumindest für eine Weile verstecken zu müssen, habe mich irgendwie falsch gefühlt und bin tatsächlich auch kurzfristig mal von meiner Clique ausgeschlossen worden. Einen solchen Moment des Nicht-Dazugehörens hat meiner Erfahrung nach jeder gute Comedian erlebt. Wir konnten im Moment der Ausgrenzung mit etwas Abstand auf unsere Klassenkameraden gucken, wodurch wir auch mehr von ihren Wünschen und Problemen erkannt haben – und das haben wir dann später oft auf der Bühne thematisiert. Diesen Abstand bekommst du automatisch, wenn du schwul, lesbisch oder schwarz bist oder aus irgendeinem anderen Grund nicht in das »Normhaus« gehörst, in dem alle anderen hocken. Als Teenager gibt es einen Moment, in dem du dich dann entscheiden musst: Will ich unbedingt wieder rein ins Haus? Oder akzeptierst du deine Außenposition als Freiheit, weil du inzwischen erkannt hast, dass alles ohnehin nur ein Konstrukt ist? Auch wie sich dein Sitznachbar verhält, wenn er dich mobbt, weil du anders bist, gehört zu dieser Konstruktion. Er macht nämlich das, was die Gesellschaft von ihm erwartet und seinem Selbstbild entspricht. Deshalb ist das meistens auch nicht authentisch. Eigentlich ist es ein Geschenk: In der Außenposition hast du die Freiheit, zu sein, wer du willst.

Ich glaube, dieser aufmerksame Blick des Außenseiters ist für Künstler immer gut, ganz besonders in der Comedy, sonst wirst du nicht lustig. Und wenn du es schaffst, deine Außenposition anzunehmen, geht es dir auch wieder gut – vorausgesetzt natürlich, dass dich deine Familie weiterhin lieb hat, selbst wenn du nicht mehr Teil dieser Hausgemeinschaft bist. Diesen Rückhalt brauchst du, weil du sonst automatisch zurück in die Mitte drängen wirst. Falls dich deine Familie nicht verstößt, kann dieser Blick von außen heilsam, ich würde fast sogar sagen therapeutisch heilsam sein, denn: Ich halte nichts für verstörender, als falsche Gesetze zu verinnerlichen und zu glauben, man müsste irgendwie sein oder sich auf irgendeine bestimmte Art verhalten. In der Außenposition erkennst du, dass die Leute aber genau das ständig machen. Alle versuchen immer, alles richtig zu machen. Und du weißt genau: Das wird nicht gelingen! Darin liegt dann letztlich auch die Komik, weil es unbewusst allen Beteiligten nämlich selbst klar ist …

AUCH MENSCHENFREUNDLICHKEIT KANN MAN SCHULEN

Ich sitze in der Quizshow *Jede Antwort zählt!* vom rbb. Hier treten jede Woche zwei Teams, die jeweils aus einem Prominenten und einem unbekannten Berliner oder Brandenburger bestehen, gegeneinander an und müssen Fragen beantworten, zum Beispiel: Wie bekomme ich hartnäckige Tomatenflecken aus einem weißen Hemd? Ich spiele zusammen mit einer netten Berliner Buchhalterin gegen den Schauspieler Oliver Mommsen und seine Teamkollegin. Die hat ihren Mann mitgebracht, der hinter ihr im Publikum sitzt, um ihr beizustehen – und der liefert Oliver nun die besten Vorlagen für die typischen »Wer ist denn bei euch zu Hause der Boss?«-Witze. Das funktioniert, die Stimmung ist super, alle lachen und rücken dadurch emotional enger zusammen. Ich lache mit, weil ich mich ja grundsätzlich immer freue, wenn irgendwo gute Laune herrscht. Was mein Herz aber ganz besonders erwärmt, ist, dass diese jetzt oft und leicht bespielte Mann-Frau-Thematik darauf basiert, dass wir vor fast 30 Jahren in der Comedy damit angefangen haben. Damals war Dieter Nuhr der erste Comedian, der sich damit beschäftigt hat. Zum ersten Mal besprach jemand öffentlich, wie Männer und Frauen eigentlich miteinander umgehen und wie sehr sie sich voneinander in bestimmten Punkten unterscheiden. Ich erinnere mich noch genau an seine berühmte Nummer über Frauen, die an der Supermarktkasse anfingen, in ihrer Handtasche nach dem Geldbeutel zu suchen ... und sich dabei erst einmal durch die ganzen Krümel wühlen mussten, die sich zusammen mit dem Kleingeld am Boden gesammelt hatten. Er machte damals als Erster die Frauenhandtasche zum lustigen Kosmos. Das Schöne an solchen Nummern: Alle kennen das Problem und keiner ist schuld. Der Mann kann nichts dafür, die Frau allerdings auch nicht. Es ist halt einfach so. Heute sind das in der Comedy natürlich schon Klischees, aber wir leben nun einmal Klischees. Und das Schöne daran: Sie verbinden uns miteinander, weil wir merken, dass wir doch sehr viel miteinander gemeinsam haben. Beispielsweise wenn wir zusammen an einer roten Ampel stehen und diese Ampelphase lange andauert, sich aber kein Auto nähert. Dann beginnen zuverlässig irgendwelche Leute unruhig auf der Stelle zu trippeln. Man kann genau beobachten, wie sie sich unauffällig umschauen, ob nicht womöglich ein Kind in der Nähe ist, weil sie nämlich am liebsten die Straße überqueren würden, sich aber nicht trauen. Das ist doch alles furchtbar verkrampft! Trotzdem kenne ich diesen Zwiespalt, mir geht es ja ganz genauso. Ich weiß sogar, woher das kommt: Als ich als Kind zum ersten Mal gesehen habe, wie jemand bei Rot über eine Ampel ging, hat meine Mutter mir gleich erklärt: »Das sind böse Menschen, die das machen!« Und das habe ich verinnerlicht: Das waren halt Verbrecher – und man will ja kein Verbrecher sein, also geht man nicht über die rote Ampel. Dieses ungute

Gefühl hält sich bis heute, obwohl ich mittlerweile bewusst entschieden habe, mich nicht mehr sklavisch an diese Regelung zu halten (falls wirklich kein Auto, kein Polizist und auch kein Kind in der Nähe sind). Wagt man sich dann tatsächlich über Rot, kann es einem passieren, dass andere Passanten entweder mitlaufen oder einen mit Blicken töten. Manche rufen sogar wütend hinterher: »Wenn jetzt ein Kind da gewesen wäre!« Na, dann wäre ich nicht gelaufen! Aber: So sind wir!

Ich glaube, nachdem man einmal gemeinsam auf einem Comedyabend herzlich über unser absurdes Verhalten gelacht hat, kann man beim nächsten Mal Ampelstehen freier entscheiden – entweder stehen zu bleiben oder zu gehen, ohne gleich das Gefühl zu haben, dabei die Last der Welt zu tragen.

Genau das kann meiner Meinung nach gute Comedy! Sie wirkt therapeutisch, weil sie einen kathartischen Effekt hat. Danach kannst du leichter mit dem Leben umgehen. Du erkennst deine falschen inneren Gesetze und kannst sie anschließend selbstbestimmt lösen. Wie bei diesem Rolltreppen-Phänomen: Alle wissen, dass man rechts steht und links geht. Befindet sich aber beispielsweise jemand in England oder Amerika auf der falschen Seite, würde jeder sagen: »Entschuldigung, kann ich mal bitte durch?« In Deutschland bleiben die Menschen gerne ganz eng hinter dir stehen, hauchen dir heiß in den Nacken und hoffen auf dein Schuldbewusstsein – oder darauf, dass die Polizei kommt. Wir machen es uns immer schwer im Leben. Permanent. Es wäre viel entspannter, wenn wir mit mehr Selbstbewusstsein einfach nett und ohne gleich zu toben oder die Autoritäten herbeizurufen sagen würden, was wir wollen. Bei uns sollte idealerweise immer alles per Gesetz geregelt sein. Keiner verlässt sich auf die *power of nice*, stattdessen würden die Deutschen eher die Einführung eines Bußgelds für Rolltreppen-Linkssteher akzeptieren, weil das endlich für Ordnung auf deutschen Rolltreppen sorgen würde. Dann könnte man nämlich brüllen: »Sie müssen ein Bußgeld zahlen, wenn Sie auf der Rolltreppe auf der falschen Seite stehen!« Machen Sie sich in solchen Situationen bitte bewusst: Viele Probleme kann man anders lösen. Um beim Rolltreppen-Beispiel zu bleiben: Der Linksläufer könnte freundlich darum bitten, dass der andere zur Seite tritt. Und der Rechtssteher könnte so nett sein, sich zu entschuldigen, und dem Wunsch des anderen nachkommen. Aber anstatt auf Nett zu setzen, halten sich viele lieber an Regeln fest. Sobald es die gibt, sind die Deutschen dann gleich sehr bemüht, alles richtig zu machen. Deshalb sind wir gut in der Mülltrennung und schlecht beim Sex. Wahrscheinlich. Zumindest ist der Versuch, alles genau zu regeln, eine sehr deutsche Angewohnheit und für Comedy natürlich eine super Vorlage, da dieses Bemühen zu den abstrusesten Situationen führt. Das Leben ist nun einmal nicht so, dass du alles richtig machen kannst. Es ist chaotisch, und du weißt sowieso nicht, was morgen passieren wird. Deshalb: Uns bringt ein guter innerer Nettigkeitskompass viel besser durchs Leben als das sture Einhalten irgendwelcher Regeln! Manchmal habe ich das Gefühl, dass die Deutschen fast dankbar sind, wenn wir sie von der Bühne aus von ihrem Bemühen, immer richtig zu leben, ein wenig erlösen. Und sie sich beim nächsten Supermarktbesuch dann vielleicht sogar mal trauen, ganz frech etwas Verrücktes zu tun: einfach den Trennstab wegzulassen, in der Hoffnung, dass die Kassiererin die zehn Zentimeter Abstand hinter dem Gemüse richtig deuten wird ...

Für mich ist Stand-up-Comedy ein Vorbild an Humanismus, von dem jeder lernen kann. Wir sollten nicht nur darauf schauen, in welchen Punkten wir uns unterscheiden, sondern uns stattdessen selbst und alle Menschen drum herum vielmehr auf unsere Gemeinsamkeiten hin durchleuchten. Auf Comedy übersetzt heißt das: Eine Nummer funktioniert nicht, wenn du etwas sehr Exzentrisches beschreibst, das nur ein Einzelner macht. Darüber lacht keiner, weil niemand sich wiedererkennt. Deshalb halte ich Stand-up für eine Enttarnung. Wir sind gar nicht so einzigartig, weshalb ich Arroganz und Überheblichkeit auch für unglaublich absurde Eigenschaften halte. Schauen Sie sich einmal um und beobachten Sie, wie oft wir uns alle peinlich benehmen – dabei aber so tun, als würden wir das gar nicht merken! Beobachten Sie mal, wie ähnlich wir uns alle in unserem Benehmen sind! Ich glaube, dass genau diese besondere Wahrnehmung uns zu netteren Menschen machen kann. Weil wir plötzlich verstehen, dass nicht nur wir ein Problem haben, sondern auch die Menschen hinter, vor und neben uns dasselbe Problem beschäftigt – und die meisten sogar ähnlich damit umgehen. Durch diese Sicht fühlt man sich permanent mit allen verbunden. Diesen Anstoß möchte ich bei meiner Comedy den Zuschauern mitgeben und ihren Blick in diese Richtung schärfen. Es geht nicht darum, zu sagen: Du bist dumm und du benimmst dich merkwürdig. Sondern um: Du bist nicht alleine, das geht allen so. Und weil das meine Überzeugung ist, mag ich auch diese Form von Comedy nicht, bei der ganze Bevölkerungsschichten als per se dumm dargestellt werden, damit wir uns abgrenzen können. Ich möchte nicht Dummheit bloßstellen, sondern Leute ernst nehmen, egal aus welchem gesellschaftlichen Milieu sie stammen. Ich möchte mich nicht über die beömmeln, die weniger gut dastehen: »Und dann lachen wir jetzt mal alle über den sächsischen Proll ...« Das ist eine Ecke, in die ich nicht will. Für mich muss Comedy genau wie unser alltägliches Zusammenleben von Respekt geprägt sein. Jeder hat dasselbe Problem, ein IKEA-Regal aufzubauen, jeder sucht ständig diesen Scheißschlüssel, jeder steht an der Ampel und traut sich nicht, über Rot zu gehen. Auch ich kann jemandem heiß in den Nacken atmen und denken: Warum geht der denn nicht weg? Aber dadurch, dass ich merke, wo ich mich albern verhalte, kann ich es für mich lösen. Ich glaube, wer das begriffen hat, ruft nicht mehr die Polizei, nur weil der Apfelbaum über den Zaun gewachsen ist. Es lohnt sich also, seinen aufmerksam-liebevollen Blick auf die menschlichen Eigenarten zu richten und ihn zu schulen …

Aus der Comedy lässt sich jedoch noch wesentlich mehr ins alltägliche Leben transportieren: Genau wie auf der Bühne ist auch ein übertriebenes Ego im Alltag nicht besonders sympathisch. Um etwa erfolgreich zu sein, musst du dein Herz aufmachen. Das ist ein ganz intimer Vorgang und Austausch, der da stattfindet. Dann schwappt diese innere Freude des Comedians zum Publikum rüber und wieder zurück, plötzlich liebt jeder jeden – das hat dann fast etwas von Gruppensex. Ein Love-in. Diese Atmosphäre schaffst du nicht, wenn du ein Aas bist, weil das Publikum gleich merkt, wenn jemand sich innerlich nicht öffnet. So ein Olaf Schubert verbindet sich genau wie ein Dieter Nuhr oder Michael Mittermeier auf einer emotionalen Ebene sofort mit seinem Publikum. Auch jemand wie Atze, bei dem man das zuerst vielleicht gar nicht vermuten würde, weil er immer in dieser abstrusen Verkleidung auftritt und diese Kunstsprache spricht, dieses Atzisch, umarmt sein Publikum komplett, nimmt es total an die Brust. Bei diesem höchst intensiven Austausch ist ein groteskes Aussehen manchmal sogar hilfreich, da du damit deinen

Status senkst. Jerry Seinfeld von der sehr erfolgreichen gleichnamigen amerikanischen Sitcom hat immer gesagt: »Niemand ist gleichzeitig hübsch und lustig.« Tatsächlich ist gutes Aussehen in der Comedy eher ein Hindernis, du gehörst dann vom Status her eher dem Gewinnertyp an – und Gewinnertypen sind nicht lustig (vielleicht mit Ausnahme von Dieter Nuhr, der für mich immer der George Clooney unter den Comedians ist). Das heißt: Du kannst zwar gut aussehen UND lustig sein, aber es hilft dir nicht bei deinem Job. Stattdessen nutzt es dir viel mehr, wenn du auf die Leute im Publikum nicht bedrohlich wirkst. Und schöne Menschen sind nun einmal beängstigend, da sie gesellschaftlich eindeutig auf der höheren Stufe stehen – vor allem sobald sie im Rudel auftreten. Deshalb mein Tipp: Fahrt euren Status runter, öffnet euer Herz und seid nett – so öffnet ihr auch die Herzen der anderen. So einfach ist das. Wenn man einmal 1000 Leute zum Lachen gebracht hat, fliegt man anschließend durch die Welt, denn das ist ein fantastisches Gefühl. Lachen ist eine extrem positive Energie, wahrscheinlich die positivste überhaupt. Genau das macht Lachen auch zu so einem kostbaren Gut – und falls du das auch haben willst: *You better be nice!*

Das Sahnehäubchen der Nettigkeit: guter Stil

Ich finde, ein guter Stil gibt der Nettigkeit einen eleganten Rahmen und gleichzeitig ein festes Gerüst. Wenn ich zu einer Sendungsaufzeichnung gehe, gucke ich der Frau, die mir backstage meinen Kaffee bringt, freundlich in die Augen und sage »Guten Tag!«, »Danke schön!« sowie »Auf Wiedersehen!«. Will ein Fan ein Handyfoto mit mir machen, stelle ich mich freundlich neben ihn und lächle in die Kamera. Und Handyfotos sind heutzutage eine ganz andere Herausforderung als früher beispielsweise ein Autogramm! Viele Leute können nämlich ihre Handys gar nicht bedienen und da geht das dann so: »Ja, jetzt! Oh nein, bitte noch mal. Ach nee, kein Blitz! Könnten Sie bitte ein letztes Mal ... Mist, verwackelt! Aber jetzt! Warten Sie, ich muss das schnell richtig einstellen. Meine Frau kann das einfach nicht.« Das dauert! Und ich stehe trotzdem eisern da, bedanke und verabschiede mich, wenn es dann geschafft ist. Auch wenn sich jemand für eine meiner Shows bewirbt oder ich als Theaterchef Mitarbeitergespräche führen muss, achte ich auf einen höflichen, wertschätzenden Umgang. Gerade bei einem eindeutigen Machtgefälle trennt sich meiner Meinung nach sehr schnell die Spreu vom Weizen. Wie deutlich, fällt mir jedes Mal auf, sobald ich einen Termin bei meiner Bank habe, bei dem selbstverständlich Konferenzgebäck auf dem Tisch steht, ich verschiedene Varianten Kaffee angeboten bekomme, meine Gesprächspartner freundlich gucken und sich Zeit für mich und mein Anliegen nehmen. Das ist im Geschäftsleben vielleicht nicht zwingend ein Zeichen von Nettigkeit, sondern eher eines von Professionalität, aber es hat Stil – finde ich. Das ist die Art, mit der man Menschen begegnen sollte: freundlich, zugewandt und respektvoll. Selbst wenn man sich vielleicht in einer überlegenen oder sogar übergeordneten Position befindet, da der andere etwas von einem will!

Ich finde das Bankbeispiel deshalb so schön, weil ich exakt diese Situation schon ganz anders erlebt habe. In meiner *Quatsch Comedy Club*-Anfangszeit habe ich Hamburg deswegen mal kurzzeitig hassen gelernt. Damals wurde es trotz des Sponsorings jeden Monat finanziell ein bisschen knapp, weshalb ich dachte, dass es doch ganz schön wäre, mal einen kleinen finanziellen Puffer zu haben. Zumal mir die Idee im Kopf herumschwirrte, in unserem schönen kleinen Theater noch ein zweites Projekt auf die Bühne zu bringen, für das ich wiederum Geld brauchen würde. Und so beschloss ich, bei meiner Bank einen Kredit über 10 000 Mark zu beantragen. Für alle Fälle. Ich vereinbarte einen Termin und sammelte meine Unterlagen zusammen: die Bilanzen vom Steuerberater, aber auch das Zeitungscover mit Brigitte Nielsen, ein paar Kritiken aus anderen Zeitungen und alles über unsere Karaokegeschichte, die ja ebenfalls durch Fernsehen und Zeitung gut dokumentiert war. Überzeugt von meinem Produkt und zufrieden, diesen Bankern durchaus etwas vorweisen zu können, brach ich gut gelaunt und zuversichtlich zum feinen Hamburger Jungfernstieg auf.

Doch schon beim Betreten dieses riesigen Bankgebäudes fühlte ich mich wie ein Zirkuskind, das sich jetzt mal ein Trapez kaufen möchte. Das war so ein Bankgebäude, wie man es sich in Hamburg vorstellt: mit weißem Marmor und Alsterblick. Von einer Dame in einem dunklen Kostüm wurde ich in ein karges Nebenzimmer geführt, in dem – als klares Statement – nicht einmal dieses Standard-Konferenzgebäck auf dem Tisch stand. Mir wurde auch kein Kaffee angeboten, das war hier eher die Liga Wasser. Trotzdem breitete ich tapfer sämtliche Unterlagen vor mir auf dem Tisch aus. Obendrauf: der Sponsoringvertrag mit L&M, unter dem mein Firmenstempel prangte, der, wie ich fand, sehr gut darstellte, worum es uns ging. Man sah einen Mann, der Zigarette rauchend einen Zylinder auf dem Kopf trug – also so einen typischen 20er-Jahre-Gentleman als Verweis auf den Hedonisten, den genussfreudigen Menschen. Daneben der Name meiner Firma, den sie bis heute trägt: *Serious Fun.* »Wir machen Spaß, aber wir nehmen den Spaß ernst«, erklärte ich der etwas spaßbefreit wirkenden Bankmitarbeiterin, die nur wenig älter war als ich. Sie nickte sparsam, wobei sich nicht eine einzige Strähne ihrer ordentlichen Hochsteckfrisur bewegte. Die ganze Frau wirkte wie schockgefroren und es war offensichtlich, dass sie meine Mappe gar nicht sehen wollte. Für sie waren das irgendwelche Kleinkunstveranstaltungen auf »dem Kiez« – zwei Wörter, die mich sofort ins Off beförderten. Ich fühlte mich wie eine Nutte, die einen etwas schöneren Puff aufmachen wollte … wobei die ganz bestimmt Geld gekriegt hätte, weil die Bankfrau dieses Geschäftsmodell sofort begriffen hätte. Meines verstand sie nicht. Witze zu erzählen, wie sie das, glaube ich, aufgefasst hatte, erschien ihr unseriös und definitiv nicht kreditwürdig. Sie wollte sich nicht einmal die Mühe machen, zu verstehen, was wir da überhaupt veranstalteten – und das machte mich wirklich wütend. Diese Vorstellung von einem »Witzeerzähler« ärgerte mich, seit ich mit Comedy begonnen hatte – und darüber rege ich mich bis heute auf, denn noch immer werde ich in fast jedem Radiointerview gefragt, welcher mein Lieblingswitz ist. Und ich muss dann immer freundlich erklären, dass Stand-up nichts mit Witzeerzählen zu tun hat, weil wir Geschichten aus dem Alltag auf die Bühne bringen und nicht: »Drei Nonnen gehen in eine Sauna und treffen den Papst …« Die Bankfrau fragte allerdings nicht einmal nach meinem Lieblingswitz, sondern bemühte sich einfach nur, mich möglichst schnell wieder loszuwerden. Nach meinem verstörenden Termin beim Arbeitsamt erlebte ich also meine zweite große Abwatschung, bei der ich wieder einmal feststellte, dass Comedy und Entertainment überhaupt nicht als Dienstleistungsbranche wahrgenommen wurden. Also habe ich beim Rausgehen innerlich trotzig die Hände zu Fäusten geballt und gedacht: Wartet mal ab! Man kann mit Entertainment sehr wohl sehr viel Geld verdienen. Das werdet ihr noch sehen! Aber bei der Bank war das nicht vorgesehen, da hätte ich lieber einen Teppichhandel aufmachen sollen … oder eben einen echten Puff.

Was mich neben der Kreditabsage noch wesentlich mehr ärgerte, war allerdings dieses herablassende Verhalten. Das nervt mich, wann immer ich es beobachte, weil es meinem Gerechtigkeitsgefühl widerspricht und grundsätzlich einfach keine nette Art ist, mit Menschen umzugehen. Es ist stillos! Nach so einer Horrorsitzung musste ich damals dringend und ganz schnell nach Amerika in meine Künstler-WG fliegen, wo ich dann auf meinem gemütlichen Bettsofa liegend in den Fachzeitschriften lesen konnte, wie viele Millionen mit einem Film, einer Komödie oder Show verdient worden waren. Und wenn ich gefragt wurde: »Was machst du denn so beruflich?«, musste ich mich nicht wie ein zwielichtiger Kaffeefahrten-Veranstalter fühlen, sondern konnte voller Stolz sagen: »Ich habe den ersten Comedyclub in Deutschland gegründet.« Dann schlugen mir alle auf die Schulter und jubelten: »Das ist ja fantastisch!« In Amerika war ich der Held der Straße – mit derselben Geschichte. Wenn ich das in Deutschland erzählte, fühlte ich mich ständig wie bei meinem Hamburger Banktermin: »Kann man davon denn leben? Braucht man das überhaupt?« In New York konnte ich meine Kräfte sammeln und vor allem meine Entertainment-Batterien wieder aufladen, um gestärkt nach Deutschland zurückkehren zu können, wo ich trotz Geldknappheit voller Zuversicht mein zweites Reeperbahn-Showprojekt anging: eine Musicalregie. Zwei Bekannte hatten sich die Rechte an dem Musical *Grease* gesichert – heute unvorstellbar für ein kleines Kiez-Theater – und suchten einen Regisseur. Ich hatte Lust auf bunte Kostüme, hohe Frisuren und laute Musik und dachte (als mittlerweile einigermaßen erfahrener Comedymoderator), dass ich doch sicher auch bei einem Musical Regie führen könnte, das so viele Gags hat wie *Grease*. Wir schlugen ein und ich begann ganz optimistisch mit dem Casting. Da saß dann ich zum ersten Mal in der Rolle des Regisseurs. Leider war es auch für meine befreundeten Produzenten ihr erstes Musical und unsere Bewerber hatten ebenso wenig Erfahrung, weil die alle frisch von der Musicalschule kamen. Was für *Grease* ganz gut passte, überlegte ich, weil das ja auch ein junges Stück ist. Eigentlich wussten wir also alle gar nicht, was wir da taten. Und als Krönung saß am Klavier auch noch der schlechteste Pianist der Welt. Diese Geschichte erzählt übrigens Ole Lehmann heute noch sehr gerne. Er kam nämlich – gerade frisch von der Musicalschule – zu uns zum Vorsingen, ich glaube, er hatte sich *Wind Beneath My Wings* von Bette Midler ausgesucht, und der Pianist spielte konsequent zu langsam. Der genervte Ole schlug dem Pianisten irgendwann mit der Hand den Takt aufs Klavier, damit der zumindest einigermaßen hinterherkam. Das war natürlich total dämlich und heute würde ich so einen Pianisten sofort rausschmeißen und einen anderen engagieren, aber damals wusste ich noch nicht, wie so etwas üblicherweise ablief. Und dachte: Vielleicht sind Castingpianisten immer so schlecht? Also keine Ahnung, irgendwie mussten wir halt durch dieses Casting kommen. Die Situation ist ja ohnehin immer unangenehm künstlich für beide Seiten: Ich sitze an einem Tisch und dann stellt sich jemand vor mich zur Beurteilung. Da helfen nur – und das ist meine Überzeugung: Nettigkeit und Stil! Der Prüfer muss sich ausgesprochen gut benehmen. Man trägt eine große Verantwortung, wenn Menschen sich von einem bewerten lassen, weil sie sich damit extrem verletzlich machen. Ein Casting darf man wirklich nur mit einem Superhöflichkeitsbesteck anfassen! Deshalb achte ich zum Beispiel darauf, dass ich freundlich gucke, sobald jemand zum Vorlaufen, Vortanzen oder Vorsingen reinkommt. Dass ich »Guten Tag!« sage und auf keinen Fall im Dunkeln sitze wie bei *A Chorus Line*, wo der Bewerber auf die helle Bühne kommt und die Leute gar nicht sieht, die über ihn urteilen sollen. Ich versuche zu vermitteln, dass es ein beidseitiger Deal ist, bei dem sich beide Seiten gut fühlen sollen. Und das ist es letztlich ja auch: Der Bewerber will den Job und ich einen guten Darsteller. Das sollte man sich bei jedem anderen Vorstellungsgespräch oder Gehaltsgespräch bewusst machen. Der eine will den Job oder mehr Geld, der andere einen guten Mitarbeiter. Deshalb empfehle ich den Bewerbern mehr Selbstbewusstsein und den Entscheidern weniger Dünkel. Selbst wenn jemand beim Vorsingen die Töne nicht trifft, was mit das Schlimmste ist, sich im Text vergreift oder die Choreo nicht kann, finde ich es wahnsinnig wichtig, dass du als Regisseur die Situation zu einem sauberen Abschluss bringst und sagst: »Vielen Dank für Ihr Kommen, wir melden uns.« Und was man zusagt, sollte man sowieso auch einhalten – ein guter Stil gibt dem Ganzen eine Form. Ich finde es schlimm, wenn Caster die Bewerber ihre Macht spüren lassen, indem sie zum Beispiel früher abbrechen. Die hören sich nicht einmal das Lied an, sondern sagen nach 30 Sekunden schon: »Das reicht!« Das mache ich nicht. Ich lasse grundsätzlich mindestens zwei Minuten singen, zumal ich weiß, das heißt noch lange nicht, dass einer nicht singen kann, nur weil er in den ersten Sekunden einen Fehler gemacht hat ... Das ist mein Rahmen. So ein Casting ist wirklich eine Übung in Nettigkeit, denn natürlich bin ich auch mal genervt. Beispielsweise wenn ich schon einen langen Tag hinter mir habe und am Abend noch irgendwohin fliegen muss. Und dann stehen Leute vor mir, die sich eindeutig übernehmen, und mir ist eigentlich schon klar, bevor sie überhaupt anfangen: Die Nummer ist viel zu schwer, das wird der oder die nie schaffen. Aber es gibt eben Performer, die sind wahnsinnig eitel und von sich eingenommen und wollen dann brillieren. Ein Beispiel, das mir dazu einfällt: Es gibt eine berühmte Nummer aus *Chicago*, den *Cell Block Tango*, den berühmten Tanz der Mörderinnen, in dem sechs Frauen ihre Geschichte erzählen. Da kam mal eine junge Frau zum Vorsingen und sagte: »Ich singe den *Cell Block Tango*.« Und ich fragte: »Alle sechs Mörderinnen?« Und sie: »Ja, alle!« Das geht einfach nicht, das ist zum Scheitern verurteilt. Zumal im Original auch noch alle Sängerinnen mit einem eigenen Dialekt singen. Aber selbst da sind wir durchgekommen, haben der Bewerberin ihre zwei Minuten gegeben und uns dann freundlich verabschiedet – nett rein und nett raus. Dieses Gentlemanhafte ist für mich ein Prinzip, nach dem ich leben will. Das vergesse ich allenfalls mal, wenn's jemand richtig toll macht. Dann bin ich schlagartig der allergrößte Fan. Ich habe schon mehrfach im Casting gesessen und geheult, weil jemand so gut war.

Bei *Kein Pardon – das Musical* haben wir uns wirklich Hunderte Männer für die Hauptrolle Peter Schlönzke angesehen, von denen viele richtig gut waren – und dann betrat als einer unserer letzten Bewerber Enrico de Pieri den Castingsaal. Der sah nun schon so aus wie Peter Schlönzke im Film und wir alle, die da im Tisch saßen, haben gedacht: Hoffentlich kann der das singen! Und er konnte das singen! Im Anschluss haben wir ihn gleich gebeten, *Biene Maja* zu performen, um zu schauen, ob er auch lustig ist – und seine Mimik war extrem lustig! Zu guter Letzt kommen im zweiten Teil von *Kein Pardon* diese Rocksongs mit einem hohen Rocktenor, was wirklich schwierig zu singen ist – und die schaffte Enrico auch noch. Damit war klar: Das ist unser Peter Schlönzke! Da sind dann alle in Tränen ausgebrochen, sogar Herr Kerkeling hat ein Tränchen verdrückt. Das war aber auch insgesamt so schön, weil diese Rolle für Enrico so einen großen Karrieresprung bedeutete – seine erste große Hauptrolle in einem neuen Musical.

So ein Casting ist einfach eine unglaublich sensible und intime Situation, und das möchte ich auf alle Fälle so durchführen, wie ich selbst gern behandelt werden will – mit großer Wärme. Castingshows im TV sind oft das Gegenteil davon. Dort sieht man, wie es nicht gemacht wird. Kein Profi würde Leute bei einem echten Casting so runterputzen, wie die das in bestimmten Fernseh-Castingshows tun. Wenn jemand bei einem Musical schlecht singt oder sechs Mörderinnen gleichzeitig tanzt, sagst du: »Danke schön!« Und dann geht der oder die raus und du siehst ihn oder sie nie wieder. Niemals würdest du dich noch länger darüber auslassen in dem Tenor: »Das war ja nun richtig schlecht.« Das macht man im Fernsehen nur deshalb, weil es eben so schön dramatisch wirkt.

Aber Drama wollte ich ja nicht, deshalb saß ich also extrem freundlich in meinem ersten großen selbst zu verantwortenden

Casting und besetzte gut gelaunt meine Rollen – und machte dabei – mal abgesehen vom guten Stil – eigentlich alles falsch: Bei der Hauptfigur Danny, der im Film von John Travolta gespielt wird, fand ich, dass der vor allem wahnsinnig gut aussehen musste, deshalb entschied ich mich einfach für den hübschesten Bewerber. Der konnte zwar nicht am besten singen, aber das war mir egal, weil ich dachte: Danny muss super aussehen. Das mit dem Singen wird schon irgendwie klappen ... Die Sänger, die besser singen konnten, aber nicht so hübsch aussahen, haben die Rolle erst gar nicht gekriegt. Erster Fehler! Dann suchte ich eine Darstellerin für Rizzo, das *bad girl* von *Grease,* also quasi die Schlampe des Stücks. Da habe ich eine Darstellerin genommen, die eher burschikos wirkte und überhaupt nichts sinnlich Verdorbenes hatte. Zweiter Fehler! Aber der ließ sich immerhin noch ausbügeln. Nach einer der ersten Proben rief mich die musikalische Leiterin an und sagte: »Für mich ist die Rizzo eher 'ne Sandy vom Typ her.« Sandy war bei *Grease* die weibliche Hauptrolle, also quasi die Olivia Newton-John, John Travoltas Partnerin im Hollywoodfilm. Ich zuckte bloß mit den Schultern. Von mir aus konnte meine Rizzo gerne die Sandy spielen. »Och ja, dann ist die jetzt eben Sandy.« Wirklich völlig gaga, ich hatte mich komplett vercastet. Mein Fehler war, dass ich nicht danach besetzt hatte, was jemand herstellen konnte, sondern immer nur dem Typ nach. Die sieht so aus. Passt. Alles eins zu eins. Bei diesem Musical habe ich vor allem erfahren: Leute sollte man besser nach ihrem Können einsetzen, weil man sie durchaus »woanders hininszenieren kann«. Zwar hatte ich bis zu diesem Zeitpunkt noch immer keinen Flop produziert, dennoch war mein Respekt davor riesig. Er ist es übrigens heute noch. Da kommt keine Routine rein, ich bin bei jedem neuen Stück aufs Neue hochnervös.

Deshalb ärgere ich mich immer über Leute, die leichtfertig sagen: »Das wird schon. Du hast es doch bis jetzt immer gut hingekriegt.« Weil ich ganz genau weiß: Jeder Erfolg einer Show ist IMMER eine Mischung aus Können und Zufall. Es gibt Dinge, die zeigst du dem Publikum und die fallen einfach durch, obwohl sie nicht schlecht gemacht sind. Am Ende bleibt immer ein unberechenbarer Teil, vor dem man hohen Respekt haben sollte. Demut schützt den netten Menschen vor der Selbstüberschätzung. Der Könnenteil ist das A und O, aber die letzte Portion ist immer Magie. Das muss man so hinnehmen und für diesen nicht berechenbaren Anteil zwischendurch mal eine Kerze anzünden. Die Leute, die das wissen und davor Ehrfurcht haben, das sind meine Freunde. Die, die so tun, als ob sie den Durchblick hätten und alles steuern könnten, bei denen denke ich: Ihr habt keinen Respekt vor dem Unplanbaren. Und die, die sich nur auf die Magie verlassen und glauben, man sollte einfach alles ins Wasser schmeißen und gucken, was schwimmt – da sage ich: »Ihr habt keine Achtung vor dem Handwerk.« Mein Respekt jedenfalls ist riesengroß vor dem Handwerk UND der Magie, und deshalb verbrachte ich bei meiner ersten Musicalvorbereitung vier Wochen fast durchgängig im Theater. Zum ersten Mal musste ich einen richtig großen Cast in den Griff kriegen, denn bei *Grease* standen 15 Leute auf der Bühne, die alle auf meine Ansagen warteten. Ich hatte noch nie zuvor bei einem Stück Regie geführt, bei dem ich nicht ständig *over the top* ging und alles ironisierte, sondern ganz ehrlich eine Geschichte erzählen wollte – nämlich die von Danny und Sandy, mit allen ihren Höhen und Tiefen. Insgesamt war dieses Stück für mich eine riesengroße Erfahrung, die allerdings in einem Bühnenbilddesaster zu gipfeln drohte und zu meinem zweiten großen Wutausbruch führte. (Auch diese Geschichte erzählt Ole Lehmann heute noch gerne ...) Ich bemühe mich ja wirklich um eine gute Atmosphäre, aber irgendwann ist auch bei mir mal Schluss mit der Freundlichkeit. Vor allem wenn Leute glauben, Sie müssten mich nicht ernst nehmen, nur weil ich höflich und freundlich bin.

NETT ZU SEIN IST KEIN ZEICHEN VON SCHWÄCHE!

Wir sind im Opernhaus der lettischen Hauptstadt Riga. Ich trage als Moderator bei der Verleihung des *Europäischen Filmpreises* einen Smoking und vor mir sitzt die gesamte europäische Filmlandschaft aus dem E-Sektor. Also nicht die lustige Unterhaltung, sondern das ernste Programm. Mein Herz schlägt bis zum Hals, weil ich mir für diese Veranstaltung ein Nümmerchen ausgedacht habe, das mir sehr am Herzen liegt, aber eigentlich überhaupt nicht in dieses Haus und zu dieser Veranstaltung passt. In Russland sind gerade extrem diskriminierende Schwulengesetze verabschiedet worden, nach denen ich sofort verhaftet werden würde, sobald ich mit Wolfgang zusammen händchenhaltend auf der Straße laufen würde. Angeblich zum Schutz der Minderjährigen, in deren Gegenwart man die Existenz von gleichgeschlechtlicher Liebe nicht einmal erwähnen darf. Und weil wir in Riga so nah an Russland liegen, möchte ich dazu gerne etwas machen: Ich werde in einem typischen Aerobic-Outfit zu *Maniac* aus dem berühmten Film *Flashdance* tanzen – mit einem Mann! Mit einem attraktiven schwedischen Schauspieler, der an diesem Abend sogar noch einen Preis bekommen soll. Mir ist natürlich voll bewusst: Das ist wieder so ein Moment, an dem es kippen könnte. Entweder denkt die gesamte europäische Filmlandschaft: Der hat sie doch nicht alle, wenn er im Opernhaus von Riga in Stulpen zu *Maniac* tanzt. Oder es geht gerade deshalb gut, weil es anders, verrückt und provokativ ist. In der ersten Reihe entdecke ich unter anderem den deutschen Regisseur Wim Wenders und die norwegische Schauspielerin Liv Ullmann, die ja nun beide für etwas ganz anderes stehen als für *Flashdance*. Ich nehme mir vor, einfach nicht in diese Richtung zu gucken. (Trotzdem weiß ich ja, wo die sitzen...) Die erste Person, die im Schlussapplaus auf mich zukommt und sagt »Das war aber lustig!«, ist ausgerechnet Liv Ullmann, die Grande Dame des europäischen Kunstfilms. Auch der Veranstalter ist begeistert und druckt später sogar noch Postkarten mit einer Szene unserer Darbietung. Es geht also alles mal wieder gut aus. Trotzdem bestand natürlich wie immer die Gefahr, dass ich mit meiner Nummer alles an Kredibilität verspielte, was ich mir in den vergangenen Jahren aufgebaut hatte – und daraufhin nie wieder im E-Sektor gebucht würde.

Ich finde, das ist ein schönes Beispiel dafür, dass man gleichzeitig albern und mutig sein kann, freundlich und aufmüpfig, lustig und stark. Auf jeden Fall halte ich es für einen Fehler, Nettigkeit mit Schwäche zu verwechseln, gerade weil ich immer mal wieder erlebe, dass Leute sich diesbezüglich verschätzen. Wie dieser Bühnenbildner bei meinem *Grease*-Musical... Unser ganzes Bühnenbild war eine Jukebox mit Innenleben, ein Zimmer, die Band, es war also nicht ganz unambitioniert. Ich plante die große Revueszene *Beauty School Dropout*, in der ganz viele Föhnhauben hereinrollen, die alle schön silbern glitzern sollten – so hatte ich mir das überlegt. Und so hatte ich das auch schon vor Wochen mit dem Bühnenbildner besprochen, den ich seitdem immer wieder mit viel Geduld und Freundlichkeit darauf hinwies: »Die Hauben müssen glitzern!« Und wenn ich es viermal sage und fünfmal und nichts passiert, dann bin irgendwann auch ich an meiner Grenze. Die gesamte sogenannte Bühnenbildabteilung bestand aus vier bekifften Hiwis, die da irgendwas machten und offenbar dachten: Mein Gott, ist doch wurscht, ob das nun glitzert oder nicht. Aber das ist natürlich nicht »wurscht«! Bis zum Tag vor der Premiere sahen meine Föhnhauben aus wie stumpfe, graue, nicht silberne, nicht glitzernde, nicht revuehafte Helme. Also nicht einmal wie Hauben. Die Mädels saßen mit Lockenwicklerperücken auf der Bühne und über ihnen baumelten graue, ganz hässliche Klötze.

Den Hintergrund bildete in der Jukebox ein sehr schön bemalter Leinwandlappen, der mit einer Kurbel von Hand weitergedreht wurde, sodass man mal die Highschool, mal das Zimmer von Sandy oder eben den Friseursalon sehen konnte. Nur hing dieser Lappen leider ständig durch – und dann fiel der gesamte Friseursalon in sich zusammen. Es gab durchaus einen Typen, der das so drehen konnte, dass das Bild gespannt war. Aber ausgerechnet am Tag vor der Premiere saß seine Vertretung an der Kurbel und der Friseursalon hing schon wieder schief von der Decke und ich sah bereits eine Ecke von Sandys Zimmer. Es war furchtbar! Meine Nerven lagen sowieso blank. Wir hatten vier Wochen lang geprobt und einen Tag vor der Premiere war es immer noch nicht so, wie ich mir es vorstellte. Und dann musste es raus und ich habe diesen sogenannten Bühnenbildner beschimpft. Alle waren wieder schlagartig mucksmäuschenstill, bis ich meine Wutrede irgendwann beendete mit dem Credo: »Und die Hauben glitzern noch immer nicht, und WAS NICHT GLITZERT, IST NICHT HÜBSCH!« Nach einem kurzen Moment der

Schockstarre brach die gesamte Mannschaft – mit Ausnahme des Bühnenbildners – vor Lachen zusammen, weil das natürlich ein absurder Satz ist. Heute muss ich selbst darüber lachen, wobei ich finde: Dieser Satz passt zu mir. So hätte mein Buch auch heißen können *Was nicht glitzert, ist nicht hübsch*. Ich halte es für eine wichtige Eigenschaft, auch mal über sich selbst lachen zu können. Laut Studien zeugt diese Eigenschaft sogar von psychischem Wohlbefinden. Also: Lachen Sie sich glücklich! Und lassen Sie sich nicht auf der Nase herumtanzen, nur weil sie nett sind und Harmonie mögen. Mein Bühnenbildner zumindest hatte verstanden, dass er mich künftig ernst nehmen sollte, selbst wenn ich meine Wünsche freundlich formuliere. Zur Premiere hatten wir dann endlich die hübschen, glitzernden Frisierhauben – sogar der Lappen war gespannt.

Was wir aber nicht geschafft hatten: Am Schluss von *Grease* ist der Höhepunkt die überraschende Typveränderung von Sandy. Also die spießige Sandy läuft ab und die coole Sandy kommt zurück. Im Film hat man dann einen Schnitt und infolgedessen ewig viel Zeit zum Umstylen der Schauspielerin. Im Theater ist das allerdings anders. Sandy hat ihre Krise und fragt sich »Was soll aus mir werden?«, dann rennt sie raus, und sofort folgt die Schlussszene auf dem Rummelplatz. Alle Darsteller haben ungefähr zwei, drei Minuten Text. Und schon folgt der Moment, der für jede *Grease*-Inszenierung die allergrößte Herausforderung darstellt: Wie kriegt man in so kurzer Zeit Sandys Typveränderung hin? Die Haare müssen anders frisiert werden, sie braucht neue Klamotten und ein auffälligeres Make-up! Und dann kommt das große »Oooohh, da ist Sandy!«, und sie hat 'ne Zigarette in der Hand und ist die coole Sau, die nach ihrem Danny fragt. Das hat auf jeden

Fall bei meiner Premiere so überhaupt nicht geklappt. Unsere Sandy kam wirklich mit der schiefen Perücke raus – und der ganze Saal kippte vor Lachen fast vom Stuhl. Ich würde mal sagen, das war der größte Regiefehler, den ich je verantworten musste.

Trotzdem war die Show ein Riesenerfolg und lief über zwei Jahre lang auf dem Kiez. Auch menschlich war sie unglaublich positiv und intensiv – im Cast lernte ich viele Freundinnen und Freunde kennen, mit denen ich heute noch eng verbunden bin. Das passiert übrigens oft bei Produktionen von mir. Sobald auf der Bühne alles glitzert, was glitzern soll, und es man sich mit dem Publikum nett macht, kann die Arbeit ein großes Fest der Liebe werden! Alle lernen sich in jeder Beziehung kennen, finden oft ihre Partner und zeugen sogar ab und zu Kinder miteinander. Und vielleicht überträgt sich diese besondere Backstageatmosphäre der Hermanns-Shows ja auch auf das Publikum.

Die Unterhaltungsmagie, die Mischung aus Trotz und Nettigkeit waren mir beim Neuland Musical mal wieder gewogen gewesen. Und die Bankfrau hatte sich geirrt – und zwar komplett! Nicht nur in ihrem Umgang mit Menschen, sondern auch in Bezug auf ihre Einschätzung meiner Firma. Denn neben meiner neuen Musicalschiene entwickelte sich auch unser *Quatsch Comedy Club* sehr erfreulich. Auf einmal interessierte sich sogar das Fernsehen für unsere Show. Der Bezahlsender Premiere, der später zu Sky wurde, wollte mit uns produzieren. Von wegen Kiez und Kleinkunst! Hätte ich nicht so ein sonniges Gemüt, hätte ich der Frau von der Bank vermutlich spätestens jetzt eine Rache-Postkarte mit unseren Sendezeiten geschickt. Autogrammkarten hatte ich ja leider noch keine …

Allerdings lief das mit dem Fernsehen anfangs nicht so professionell, wie man sich das vielleicht vorstellt. Das war mehr *Jugend forscht*, da keiner von uns Jung-Comedians von Fernsehen eine Ahnung hatte. Das Abo- und Privatfernsehen entwickelten sich gerade erst in Deutschland und die Öffentlich-Rechtlichen weigerten sich, mit uns zu sprechen – da fand überhaupt kein Know-how-Transfer zwischen der klassischen TV-Humorindustrie statt, sondern nur *learning by doing.* Wir haben einfach alles so gemacht, wie wir uns das vorgestellt oder es in Amerika gesehen hatten. In unserem Hamburger Studio standen zwei Kameras, zwischen denen dann immer hin und her geschnitten wurde, und unser Publikum bestand hauptsächlich aus Tonndorfer Hausfrauen – irgendjemand musste da ja im Studio sitzen und lachen. Es war fast ein bisschen absurd. Aber: Es waren die goldenen Zeiten des neuen Privatfernsehens und Premiere entwickelte sich zu einem tollen Sender mit coolen Logos und super Moderatoren wie Sandra Maischberger, Roger Willemsen oder Bettina Rust. Wir genossen sämtliche Freiheiten und konnten uns wirklich ausprobieren, nachdem wir durch das Abosystem noch ein bisschen unter Ausschluss der Öffentlichkeit liefen. Als Höhepunkt unserer Humor-Pionierarbeit wurden wir mit dem *Quatsch Comedy Club* irgendwann sogar nach England eingeladen, um als Deutsche für Deutsche, die in London wohnen, auf Deutsch Comedy zu machen. Wir fühlten uns großartig: als Gesandte unserer Kultur im Mutterland der Stand-up-Comedy im wichtigsten Club Englands, dem *Comedy Store.* Wir waren unglaublich stolz, zumal London für uns ein bisschen wie Broadway war, und jetzt durften wir da auch auftreten … Allerdings haben wir überhaupt nicht damit gerechnet, dass deutsche Comedians in London per se schon der Witz sind. Zumindest für die Presse.

Sobald du sagtest »a German comedian«, war das schon der Gag, weil wir ja vom internationalen Klischee her gar keinen Humor haben. Das weiß die ganze Welt, und deshalb lieben auch alle diesen Spruch von Groucho Marx: »Was sind die drei dünnsten Bücher der Welt? Italienische Heldensagen, englische Küche und hundert Jahre deutscher Humor.« Es war also genau der Punkt, den ich selbst oft kritisiert hatte und nun um die Ohren gehauen bekam – das jedoch gleich sehr heftig. Schon die Einstiegsfrage des ersten britischen Journalisten, der uns interviewte, war alles andere als nett. »Sie sind deutsche Comedians«, fing er an und wir nickten noch ganz freudig, »aber es war ja nicht sehr lustig in Deutschland zwischen 1939 und 1945.« Wumm! So ging das in sämtlichen Interviews! Es war IMMER Hitler. Und es war IMMER Fußball, dieses Scheiß-Wembley-Tor. Sogar Comics wurden in den britischen Zeitungen über uns gemalt: »Ein deutscher Comedian geht am *Comedy Store* vorbei …« Wir waren der Gag, obwohl die Veranstaltung, für die wir nach England gekommen waren, super lief, weil sich zumindest das deutsche Publikum vor Ort sehr über uns freute. Besonders über den deutschen Alltag, den sie ja vermissten: Sobald wir das erste Mal *Nutella* sagten, ging allen Zuschauern das Herz auf. Nur die Journalisten konnten wir – mal wieder – nicht gewinnen und das fand ich wirklich hart. Zu Unrecht so gebasht zu werden von der englischen Presse, zumal wir uns ja überhaupt nicht wehren konnten. Wie auch? Ich habe wirklich darüber nachgedacht. Nettigkeit ist ja keine Form von Schwäche. Allerdings ist es nicht fair, einen Menschen, der offen auf dich zugeht, dermaßen zu brüskieren. Als wir dann an unserem letzten Abend – wir haben insgesamt zweimal gespielt – eine Anfrage von *The Big Breakfast* bekamen, der größten TV-Morningshow in Großbritannien, fand unser

Veranstalter: »Da müsst ihr eigentlich schon hingehen.« Aber ich hatte die Schnauze voll – Entschuldigung! Schließlich ließ ich mich aber doch überreden, stellte jedoch eine Bedingung: »Ich spreche nicht über Hitler und ich rede nicht über Fußball! Und das schreiben wir auch in den Vertrag mit dem Sender!« Ich hatte gehofft, so wieder auf ein normal freundliches Level zu kommen. Für die Leute von der Sendung war meine Forderung auch überhaupt kein Problem, sie unterschrieben, ohne mit der Wimper zu zucken. Morgens um sieben Uhr stand ich dann mit Gayle, die in unserer Show auftrat, auf einer Brücke über der Themse und wartete auf den Journalisten für unsere Außenschalte. Zuerst sah ich nur eine Wurst auf uns zukommen, eine riesige aufblasbare Bockwurst. Das hatte ich nämlich leider vergessen, dieses dritte Klischee über Deutschland: Hitler, Fußball und – natürlich – die Wurst. Und der Journalist, der diese aufblasbare Bockwurst anschleppte, brüllte sofort: »Hier kommt die Wurst für die deutschen Comedians!« Gayle hob abwehrend ihre Hände: »Aber ich bin doch Amerikanerin!« Für sie war die ganze Geschichte natürlich noch wesentlich absurder, da sie als Amerikanerin in London auf Deutsch performte und ständig mit deutschen Klischees beschmissen wurde. Nach drei Tagen fuhren wir wieder ab und sagten: »Habt uns mal gern! Gehen wir mal wieder nach Hause und machen's uns dort nett!«

Doch zu Hause bekamen wir erst mal einen kleinen Schock. Nach zwei Staffeln *Quatsch Comedy Club* bei Premiere hieß es plötzlich: »Wir machen keine Show-Eigenproduktionen mehr, wir machen nur noch Fußball.« Damals habe ich wirklich überlegt: Lasse ich das ganze Comedyprojekt jetzt? Wie finanziere ich weiter die Liveshows – denn dafür war das Geld von Premiere wichtig... Oder starte ich wieder etwas Neues? Und was könnte ich sonst machen? Wenn ich in solchen Krisen bin, mache ich eigentlich immer dasselbe – ich kaufe mir die Biografie eines berühmten Entertainers, fahre irgendwohin, wo ich Ruhe habe, und arbeite das Buch durch. In diesem Fall war es die Biographie von Barbra Streisand und ich fuhr mit dieser Showbibel nach Sylt. Dort verschlang ich jede Anekdote – vor allem um zu lernen: Wie hat die das denn angestellt? Die hatte es doch auch nicht immer einfach. Stand die auch mal mit einer großen ausblasbaren Wurst an der Themse? Ich glaube, es hilft, sich Idole zu suchen, Menschen, die einen inspirieren, weil sie mit Kraft und Energie gegen alle Widerstände ihren Weg gegangen sind. Und während ich also überlegte, was ich von Barbra lernen und wie mein künftiger Weg aussehen könnte, bekam ich einen Anruf von Michael Mittermeier, der mich fragte, ob ich bei seinem ersten abendfüllenden Comedyprogramm Regie führen wollte. Er wollte es *Zapped!* nennen und darin sämtliche Fernseherfahrungen seiner Kindheit verarbeiten. »Okay!«, sagte ich. Damals konnte natürlich keiner ahnen, was aus diesem Programm werden würde, nämlich: Michaels absoluter Durchbruch und das bis dahin größte und erfolgreichste Stand-up-Programm in Deutschland. Das erste, das richtig große Hallen füllte. Dieses Programm ging erst auf CD, dann auf DVD. Es wurden plötzlich ganz neue Vertriebswege für Comedy aufgemacht. Otto war der letzte lustige Deutsche, von dem Platten verkauft worden waren – nun kam Michael mit seinen *Zapped!*-CDs. Bald darauf traten die ersten Comedians bei Preisverleihungen wie dem *Echo* auf. Und auf einmal war eine ganze Industrie geboren. Rüdiger Hoffmann, auch der war ja von Anfang an dabei, zog ziemlich parallel an. Ebenso Ingo Appelt. Wir hatten unsere drei ersten Stars! In diesem ganzen Hype veröffentlichten Wigald und Olli als Musikgruppe namens Die Doofen mit dem Song *Mief* ihren ersten Pophit und kamen sogar in die Charts. Das muss man sich mal vorstellen: Eben standen wir noch in der Kulisse auf der Reeperbahn und plötzlich hatten wir Pop- und Fernsehstars – und fühlten uns wie Rockstars! Spätestens jetzt hätte vermutlich sogar die verkniffene Bankkauffrau verstanden, dass Comedy nicht mehr verschrobene Kleinkunst war, sondern richtig heißer Scheiß. Und: Das macht natürlich extrem gute Laune, wenn man an etwas glaubt, immer dranbleibt und damit letztlich auch Erfolg hat. Wir fuhren sogar wieder zum Auftritt nach London – dieses Mal einfach ohne Interviews.

Klarheit schützt die Nettigkeit

»Könnten wir bitte nicht wieder über mein Coming-out sprechen? Das habe ich seit Jahren ständig. Wir finden doch bestimmt ein paar nette andere Aspekte. Wäre das okay?«, frage ich, als mich ein Talkshow-Redakteur anruft und in seine Sendung einladen möchte. Der Redakteur lacht und verspricht, das Coming-out-Thema auszulassen und mit mir stattdessen über meine schmerzenden Knochen nach *Let's Dance* zu sprechen. Nicht falsch verstehen: Ich habe überhaupt kein Problem, über mein Schwulsein zu sprechen. Ganz im Gegenteil. Ich habe daraus ja auch nie ein Geheimnis gemacht, weil ich wirklich ein absoluter Verfechter von Ehrlichkeit bin, wann immer man mit Leuten zu tun hat. Deshalb war es für mich auch ganz selbstverständlich, meine Homosexualität von Anfang an offen zu kommunizieren. Wenn ich bei Stand-up beispielsweise eine Geschichte von einem gemeinsamen Frühstück erzählte, wollte ich nicht sagen: »Und dann goss ich der Person, die mit mir am Tisch saß, den Kaffee ein.« Weil das total verkorkst klang. Stattdessen habe ich gesagt, wie's war: »Ich goss meinem Freund den Kaffee ein.« Das ist die Wahrheit, das gehört zu meinem Leben dazu und dann tue ich es da auch mit rein. Dass die Coming-out-Frage phasenweise in beinahe jedem Interview auftaucht, finde ich wenig nachvollziehbar, zumal ich immer dasselbe antworte: »Es war nicht dramatisch, keiner hat geweint, es ging alles schnell vorbei.« Den Fragenden ist oft deutlich anzusehen, dass sie viel lieber hören würden, wie ich von meinen Eltern verstoßen und von meinen Mitschülern gemobbt worden war… Als ich nun als Gast in der erwähnten Talkshow sitze, hofft der Moderator offenbar doch noch, dass ich bei ihm mit einer dramatischen Geschichte rausrücke. Denn entgegen der Absprache ist gleich seine erste Frage: »Wie war das eigentlich mit Ihrem Coming-out? Das macht doch sicher etwas mit einem Menschen.« Ich hole einmal tief Luft, lächle freundlich und entscheide mich, mit diesem Thema lustig zum nächsten überzuleiten. Inzwischen komme ich in Talkshows inhaltlich überall weg, wo ich wegwill, trotzdem denke ich: Wenn wir das im Vorgespräch vereinbaren, könnte der Redakteur sich doch entweder an unsere Absprache halten oder aber ehrlich sagen, dass ihm genau dieses Thema aus einem bestimmten Grund sehr wichtig ist. Dann hätten beide Seiten die Chance, eine klare Entscheidung zu treffen: Er, ob er mich überhaupt einladen möchte, sollte ich nicht über mein Coming-out sprechen wollen. Und ich, ob ich nicht doch noch einmal die Geschichte erzählen will oder stattdessen der Talkshow fernbleibe. Beide Seiten würden von dieser Klarheit profitieren, weil beide sich beim nächsten Mal mit reinem Gewissen begegnen könnten. Genau diese Aufrichtigkeit ist es, die einen langen gemeinsamen Weg ermöglicht … So aber hat der Redakteur vermutlich ein schlechtes Gefühl, weil er sich nicht an unsere Absprache gehalten hat, und ich könnte – wenn das Thema etwas schwerwiegender wäre – höchst verärgert sein. Das ist jetzt nur ein harmloses Beispiel, aber es verdeutlicht so schön: Klarheit schützt das nette Miteinander. Nur wenn jeder weiß, woran er ist, können alle Beteiligten eine ehrliche Entscheidung treffen.

Denn grundsätzlich möchte ich, wenn ich als Gast in eine Show eingeladen werde, die Sendung auch voranbringen. Selbst da orientiere ich mich an Amerika, wo ein Talkgast nicht muffelig in der Ecke sitzt und sagt: »Mein Buch ist mir wichtig!« Sondern jemand ist, der etwas zum Abend beiträgt, der ein bisschen pointiert redet und ein paar Anekdoten erzählt. So wie ein guter Partygast eben. Auf Partys gibt es die Leute, die nicht mal einen Nudelsalat mitbringen, sich nur in die Ecke setzen und darauf warten, dass sie bespaßt werden. Und solche, die der Party etwas beisteuern. Sobald ich mich für etwas entscheide, tue ich das aus ganzem Herzen, sonst muss ich es ja gar nicht erst anfangen. Gerade erst kürzlich musste ich mich in einer Show als Federball verkleiden und Weitsprung machen. Als Magister der Theaterwissenschaft! Aber ich weiß ja, worum es geht und was sich die Fernsehleute bei einem albernen Spiel an Spaß erhoffen – und den Spaß mache ich dann auch gerne mit. Genauso erwarte ich aber auch von einem Moderator, dass er sich wie ein guter Gastgeber verhält.

Das Gefühl, bei einem sehr schlechten Gastgeber gelandet zu sein, hatte ich bei meinem allerersten Interview mit Stefan Raab. Obwohl wir später oft sehr viel Spaß vor der Kamera hatten, zusammen ABBA oder Baccara bei *TV total* performten, hatten wir das, was man in England einen »bumpy start« nennen würde – einen ruckeligen Anfang. Vielleicht lag es aber auch an meinem Outfit… Damals tourte ich gerade, kurz nachdem wir bei Premiere durch Fußball ersetzt worden waren, mit einem Christian-Anders-Vollplayback-Musical durch Deutschland. Dieses Stück mit dem Titel *Es fährt ein Zug nach Nirgendwo* war permanent nur *over the top*: mit den schrecklichsten Perücken, den schlimmsten Geschlechtsverkehr-Choreographien und den grauenvollsten Kostümen, eben richtiger Trash. Deshalb nannten wir es auch *Trashical*. Das Ganze war so verrückt, dass irgendwann sogar das Feuilleton nicht mehr drum herumkam, sich damit zu befassen. Weil neben zwei biologischen Frauen auch eine Dragqueen mitspielte, sprachen plötzlich alle von »schwuler Ästhetik« – wir waren also vom schlechten Karneval hin zur anspruchsvollen Kunst und zum Proseminar gerückt. So tourten wir quer durch Deutschland und nahmen nebenbei jede Einladung zu jeder Fernsehsendung an. Nicht nur weil jeder Auftritt natürlich Werbung für unser Stück bedeutete, sondern auch, weil ich mich – trotz schlechter internationaler »Wursterfahrung« – immer riesig freute, wenn ich ins Fernsehen kam. Grundsätzlich fand und finde ich dieses Medium ja super. Ich bin und bleibe ein Fernsehkind! Nie sage ich: »Oh Gott! Jetzt muss ich da hin!« Sondern immer: »Danke für die Anfrage!« Dementsprechend begeistert war ich, als ich zu einer Sendung im neuen bunten und superspannenden Musiksender VIVA eingeladen wurde, wo ein junger unbekannter Typ namens Stefan Raab eine eigene Sendung moderierte, die *Vivasion* hieß. Ich kam also in meinem Christian-Anders-Kostüm, mit meiner blonden Perücke und den 70er-Jahre-Klamotten in seine Sendung und gab wie immer freundliche Antworten – erfüllte also artig meinen Part dieser Gastgeber-Gast-Situation. So lange, bis Stefan auf einmal eine Wasserpistole zückte und begann, mir ins Gesicht zu spritzen. Das fand der offensichtlich sehr lustig und ich dachte nur: Was ist das denn für ein Arsch? Ein nassforsches Kerlchen, das sich ganz offensichtlich nicht benehmen konnte. Trotzdem wusste ich in dem Moment keinen anderen Ausweg als mitzuspielen, weil mir das gerade das Beste zu sein schien. Wäre ich schimpfend davongelaufen, hätte Stefan sich noch ein bisschen lustig gemacht und wäre quasi als Gewinner aus dieser Situation hervorgegangen. So habe ich noch versucht zu kontern und einen schlagfertigen Spruch abgelassen, denn eine Wasserspritzpistole hatte ich ja leider nicht und sonst auch nichts – und deshalb einfach keine Chance. Nach der Sendung bin ich gleich abgerauscht und habe gedacht: A werde ich bei dem nicht mehr sitzen. Und B: Aus dem wird bestimmt nichts! Der ist ja alles andere als nett!

Na ja, so kann man sich täuschen. Und später, als wir bei *TV total* wirklich tolle Late-Night-Momente miteinander kreierten und er mich durch seine Erfolge als Musiker bei meinem geliebten *Eurovision Song Contest* schwer beeindruckte, habe ich seinen Stil und seine Art zu denken besser verstanden. Aber ich habe jedes Mal, wenn ich mich bei *TV total* in den Sessel an seinen Schreibtisch gesetzt habe, nachgeschaut, ob er nicht eine Wasserpistole vor sich liegen hatte.

Die ersten Talkshow-Erfahrungen konnten oft merkwürdig sein. Einmal saßen meine *Trashical*-Kollegin Sandra Steffl und ich wieder mal in unseren 70er-Jahre-Outfits bei Olaf Kracht, der eine eigene Late-Night-Pilotsendung drehte. Wir plauderten gerade über den tieferen Sinn unseres Stücks – also keinen –, als Olaf Kracht uns plötzlich unterbrach: »Hier ist übrigens noch jemand, der euch etwas sagen will.« Wir schauten uns irritiert um – und erstarrten, als der echte Christian Anders mit erhobenem Zeigefinger durch die glitzernde Showtür trat. Wir hatten ihn nämlich gar nicht gefragt, ob wir seine Titel überhaupt im Vollplayback verwenden durften. Irgendwie hatten wir gehofft, dass es ausreichen würde, nach jeder Show eine GEMA-Liste abzugeben. Aber so richtig sicher waren wir uns mit dieser Annahme nicht ... Uns wurde also ganz schön mulmig. In diesem Augenblick konnte ich Christian Anders nur freundlich die Hand schütteln und offensiv reagieren: »Wir performen hier deine Lieder, sehen aus wie du früher – nur mit noch mehr Lipgloss und höheren Haaren. Komm doch bitte und guck dir das an.« Allerdings fühlten wir uns hundeelend, weil wir befürchteten: Wenn Christian Anders unser Stück hasste, würde er es bestimmt verbieten lassen, selbst wenn oder gerade weil das Stück beim Publikum super ankam.

An diesem Abend konnte ich mich kaum auf meine Rolle als Christian Anders konzentrieren, weil das Original tatsächlich gekommen war und nun in der ersten Reihe aufmerksam verfolgte, wie ich – als er verkleidet – zu der Zeile *Jane, Jane, Jane was wird geschehn* eine große Kopulations-Choreographie mit meiner Partnerin Sandra darbot. Anders saß nur einen Meter von mir entfernt. Ich habe noch nie zuvor so stark geschwitzt unter meiner blonden Perücke. Ständig schielte ich zu ihm rüber und fragte mich: Oh, oh ... Wie guckt er denn? Will er uns jetzt alles wegnehmen? Da hing ja immerhin eine sechsköpfige Truppe dran. Die ganze Tour war gebucht und ich hatte natürlich viel Geld investiert in Kostüme, Fahrten und Unterkünfte, das ich erst wieder einspielen musste. Da ich das Stück alleine produziert hatte, trug ich auch alleine das finanzielle Risiko. Das Gesicht von Herrn Anders war nicht zu entziffern – die Mimik irgendwo zwischen Profilächeln und Buddhismus. Nach der Show standen wir nervös herum, bis er zu uns hinter die Bühne kam und sagte: »Na, das ist schon sehr lustig. Bisschen drüber, aber ... lustig.« Er hatte es also abgesegnet – und ich war irrsinnig erleichtert! Es ist noch mehr als nett, wenn man großzügig ist und anderen auch mal etwas durchgehen lässt! Da hatten alle was von: Unsere Schauspielgruppe war glücklich und Christian Anders freute sich, weil er unsere Show gerettet hatte. Beide Seiten fühlten sich gut damit und ein paar Jahre später, 2006, traten Christian Anders und ich dann sogar zusammen in dieser Show in Berlin auf. *Thank you Mr. Anders for being a nice guy!*

Trotzdem war ich nach der Christian-Anders-Aufregung erst einmal froh, als mein Leben zumindest rechtlich wieder in geordnetere Bahnen gelenkt wurde. ProSieben bot uns einen Vertrag über 13 Folgen *Quatsch Comedy Club* an, die ich moderieren sollte. Wobei das Gespräch über die finale Zusage mal wieder einen nicht netten, unangenehmen Beigeschmack hatte … Der Programmchef von ProSieben zu mir: »Es war gar nicht so einfach, dich durchzusetzen.« Ich (lauernd): »Ach so?« Er (lachend): »Na, du siehst ja nicht gerade aus wie Kai Pflaume.« Hieß: Ich war offenbar nicht hübsch genug für ProSieben, weshalb ich dachte: Aha. Macht mir den Kanal nicht gerade sympathischer. Trotzdem freuten wir uns natürlich. Ab sofort fanden wir uns regelmäßig in Ismaning in der Cateringhalle von Arabella Kiesbauer zum nun unverschlüsselten Dreh der ersten Staffel des *Quatsch Comedy Clubs* ein, weil da offenbar gerade Platz war … Dass wir für den Sender nicht annähernd so heiß waren, wie wir selbst uns fanden, spürten wir dort sehr deutlich. Arabella dagegen war zu der Zeit die Königin des Senders! Bei der jährlichen Programmpräsentation von ProSieben wurde sie tatsächlich zu *Carmina Burana* von der Decke gelassen. So war das! Und alles badete in Champagner, denn es waren diese irrsinnig reichen und erfolgreichen Zeiten im Privatfernsehen. Auf einmal redeten alle nur noch über *Traumhochzeit* mit Linda de Mol und *Nur die Liebe zählt* mit Kai Pflaume (der nicht aussah wie ich) und ARD und ZDF befürchteten bestimmt mal kurz, sie würden diesen glitzernden Hype der großen Gefühle nicht überleben.

Jenseits der großen Glotzbühne von Linda und Kai richteten wir uns nun in unserem kleinen, aber gemütlichen Stand-up-Set in der Arabella-Cateringhalle ein. Und präsentierten schon in der ersten Folge die drei Künstler, die das gesamte Gesicht der Stand-up-Comedy in Deutschland prägten und bei denen es richtig abging: Michael machte inzwischen Open-Air-Veranstaltungen, bei denen er vor 2000 oder 3000 Leuten auftrat. Ingo Appelt schaffte es ins Vorprogramm von Marius Müller-Westernhagen und beinahe jeder kannte sein berühmt-berüchtigtes Ficken-Schild. Rüdiger Hoffmann hatte mit seinem Stühlchen – bei ihm war Stand-up ja sitzend – sogar schon vor Mick Jagger gesessen, als Vorprogramm der Rolling Stones! Comedians waren jetzt Stars. Trotzdem gab es bei der TV-Arbeit oft einen leicht rüden Arbeitston. Gleich bei meiner ersten ProSieben-Probe brüllte ein Kameramann vor der ganzen Mannschaft: »Wie soll ich denn in DIESE Augen Licht kriegen? Wie soll ich'n dat leuchten?« Das war schon ein Moment, in dem ich begriff: Ich bin hier nicht mehr auf der Reeperbahn und ich bin auch keinesfalls in der Komfortzone. Ich war nun ein Produkt. Es wurde über meine Outfits diskutiert und das Make-up ständig überarbeitet. Diese Optimierung passiert jedem im Showgeschäft und sie ist zuerst wirklich irritierend, weil man sich manchmal komplett zerlegt fühlt in seine Einzelteile. Zähne: ja. Haare: mehr. Jackett: *no way*. Da muss man schon sehr bei sich bleiben und sich klarmachen: Ich erfülle bei meiner Arbeit eine bestimmte Funktion, die nichts mit meinem Wert als Mensch zu tun hat. Meine inhaltliche Hauptschwierigkeit lag darin, mir in der Moderation bei jeder Folge Themen zu suchen, mit denen ich meinen Kollegen inhaltlich nicht in die Quere kam, also wieder: Was konnte ich als netter Host tun, was der Comedian *nicht* machte? Prompt ploppte wieder mein altes Nümmerchen-Denken auf und ich schmuggelte lustige Musiktitel in die Sendung, zum Beispiel in meiner Rubrik »Lieder, die keinen Sinn machen«. Da knüpfte ich mir englische Lieder vor, die übersetzt sehr merkwürdig klangen. Mein Lieblingsbeispiel war Donna Summers Hit *Mac Arthur Park*. Da ging es beispielsweise um einen Park, der im Dunkeln schmilzt… alles sehr lyrisch. Und dann kommt die schöne Zeile »Someone left the cake out in the rain.« Das heißt ja nun auf Deutsch: »Jemand hat den Kuchen im Regen gelassen.« Und dann singt Frau Summer: »I don't think that I can take it. 'Cause it took so long to bake it. And I'll never have that recipe again, oh.« Auf Deutsch: »Ich glaub, ich kann's nicht packen, ich hab so lang dran gebacken. Und ich krieg das Rezept nie mehr.« Das war quasi das Lied einer verzweifelten Hausfrau und der Text nun wirklich gaga. Meine Performance war wieder mal große Travestieschule – also »mehr Maul«! Aber solche Nummern passten eben sehr gut zwischen die tollen Stand-ups von Michael, Ingo und Co.

Das Publikum im Studio liebte unsere ersten Aufzeichnungen und wir waren alle überzeugt, dass wir bei ProSieben ein tolles und lustiges Programm ablieferten. Trotzdem bereiteten wir den Unterhaltungschefs Bauchschmerzen, weil die Quote unserer Sendung in der ersten Staffel leider nicht stimmte. Für uns »Livekinder« war die Quote zuerst ein sehr abstraktes Ding, mit dem wir uns bislang noch nie auseinandergesetzt hatten, da die Bühne ja immer direkt und interaktiv ist: Du gibst und siehst gleich, was zurückkommt. Nun waren wir aber im Fernsehen und damit plötzlich bei irgendwelchen Leuten in der Schrankwand zu Hause, die womöglich sagten: »Dat kann ich gar net leiden!« Und – zack! – wirst du umgeschaltet und hast es nicht einmal gemerkt. Wir wurden also nach der ersten Staffel in die Nacht auf 0.30 Uhr verlegt, dort klappte es auch mit der Quote und wir konnten weitermachen. Dann wurden wir von Staffel zu Staffel wieder nach vorne geschoben und landeten letztendlich bei 22.45 Uhr – wo wir uns wohlfühlten und wirklich unfassbare 15 Jahre blieben. Dennoch zitterten wir nach jeder Staffel ob, wie und um wie viel Uhr es weiterging, bis wir irgendwann zu dem Schluss kamen: Fernsehen kommt und geht, das kann man nicht beeinflussen und vor allem kann man sich nicht darauf verlassen – das hatten wir ja bereits bei Premiere erlebt. Fakt ist: Wenn du den ganzen Fernsehrummel zu ernst nimmst, drehst du durch, weil du dich ständig fragst: Mögen die mich? Bin ich schön genug? Schlau genug? Lustig genug? Bin ich zu schwul? Nicht schwul genug? Mehr Maul, mehr Hirn oder mehr Donna Summer? Wenn man darüber zu viel nachdenkt, wird man irrsinnig! Ich war froh, in Hamburg ein eigenes, vom Fernsehen unabhängiges Livegeschäft zu haben, von dem aus ich vor die Kamera ging. Ich bin mir nicht sicher, ob ich damals sonst diesen Druck und diese Unberechenbarkeit ausgehalten hätte – trotz meiner familiär guten und sonnigen Disposition. Wenn du rein vom Fernsehgeschäft abhängig bist und wirklich glaubst und verinnerlichst, das sei das Wichtigste in deinem Leben, dann hast du eigentlich verloren. Deshalb hab ich immer versucht und versuche ich noch, mich nicht von außen treiben zu lassen, sondern mir meines Wertes bewusst zu sein. Und selbst zu entscheiden, was ich will. Diese Klarheit macht einen stark und unabhängig.

Ein Beispiel aus dem Comedybereich: Als Ilka Bessin 2016 bekannt gibt, dass sie nicht mehr als Cindy aus Marzahn auf die Bühne gehen will, sind viele Kollegen fassungslos. Sie verstehen nicht, wie man eine so sensationelle Karriere einfach an den Nagel hängen kann. Das war bei Ilka ja wirklich wie im Film und die schnellste Karriere, die ich je miterlebt habe: Von der Bewerbung bei uns im *Quatsch Comedy Club* in Berlin als Barfrau bis zum ausverkauften Stadion dauerte es gerade mal zwei Jahre! Ich hatte einen Riesenrespekt vor dieser Entscheidung – vor allem aber finde ich diesen Schritt großartig, mutig, stark und sympathisch! Und da sind wir wieder bei der Klarheit: Wenn du eine Rolle nicht mehr willst, musst du dich sofort von ihr trennen, weil es nichts Schlimmeres gibt, als sich mit einer ungeliebten Figur herumzuschlagen. Und das gilt nicht nur für den Comedybereich, sondern für die ganze restliche Berufswelt. So ein Missverhältnis zwischen außen und innen schadet auf Dauer deinem inneren Künstler – und das ist fatal. Sei also nett zu dem Künstler in dir, höre auf ihn und behandle ihn gut! Er ernährt dich und deine Familie. Man muss seinen inneren Künstler – sein inneres Kind, seine Seele oder wie immer man es nennen möchte – unbedingt beschützen. Und das tut man nicht, indem man mit einer falschen Fassade raus in die Welt oder auf die Bühne geht. Das Publikum merkt sofort, wenn etwas nicht stimmt und du deine Figur nicht mehr authentisch rüberbringst. Schlagartig reagieren die Leute verhaltener, sie lachen weniger – ich finde es faszinierend, wie genau und schnell die Menschen dabei sind. Obwohl ich nun schon seit über 30 Jahren auf der Bühne stehe, erstaunt mich diese ausgeprägte Sensibilität der Zuschauer immer wieder. Allerdings reagieren sie nicht nur deutlich ablehnend, wenn es ihnen nicht gefällt, sondern auch extrem positiv, falls da jemand performt, der wirklich Talent hat und vor allem Authentizität ausstrahlt. Sobald ein hoffnungsvoller Nachwuchsstar zum ersten Mal bei unserer *Quatsch Talentschmiede* auf unsere Bühne tritt, kann ich mir die Augen zuhalten und in den ersten Sekunden an der Reaktion des Publikums hören, ob die Nummer klappen wird oder nicht. Ob da etwas Besonderes, Eigenständiges ist. Talent springt dich einfach an, wie zum Beispiel bei Oliver Pocher, der uns ein Video geschickt hatte, als er etwa 16 Jahre alt war und in seinem Kinderzimmer vor einer Schrankwand saß und Werbung und

Nachrichten persiflierte. (Damit fangen die meisten an. Wenn sie nicht was von Otto erzählen, dann veralbern sie Werbespots oder machen mit »Ich bin das Glücksrad« das Fernsehen nach.) Ich habe gleich im Video erkannt, dass Oliver supertalentiert und vor allem schlagfertig war. Auch andere berühmte Debüts auf der *Quatsch Comedy Club*-Bühne haben sich für immer eingeprägt: Der erste schüchterne Johann König mit seiner rosa Jacke und den immer gleich gebundenen Büchern voll Gedichten. Der erste Auftritt von Kaya Yanar, der zum allerersten Mal die verschiedenen Ethnien Deutschlands ironisierte und dabei so unglaublich charmant war. Der erste Olaf Schubert, wo man sich nur fragen konnte, auf welchem Planeten wohnt der denn – oder sind alle in Dresden so? Die ersten Auftritte von Bülent, Luke, Carolin ... alle sehr authentisch – und darauf kommt es an. Dass man sich trotz Technik nicht verbiegt und sich und anderen etwas vormacht. Genau deshalb halte ich Ilkas Entscheidung, als Cindy aufzuhören, für extrem weise. Man braucht im Leben eine klare Haltung und darf sich nicht vor schwierigen Entscheidungen drücken, denn: Keine Entscheidung ist letztlich auch eine Entscheidung.

Es macht das Leben leichter, wenn man sich klar positioniert. Dann muss man nicht ständig neu verhandeln oder sich jedes Mal aufs Neue überlegen, wie man mit einer Situation umgehen möchte. Das spart Energie, die man doch lieber in die Erfüllung seiner Lebensträume investieren sollte. Außerdem macht einen eine klare Haltung auch für das Umfeld berechenbar, verlässlich und zum angenehmen Kollegen, Partner, Freund und Chef. Das hilft in wirklich jeder möglichen Konstellation – und erleichtert mir jeden Tag meinen Alltag. Ich versuche, zu jedem Lebensbereich eine klare Haltung zu beziehen. Manchmal höre ich zum

Beispiel von Prominenten, dass es sie anstrengt, wenn sie ständig von Fans nach Autogrammen gefragt werden. Ich habe für mich die Entscheidung getroffen, dass ich mich darüber freue, weil ich es unschön fände, wenn es keiner mehr täte. Deshalb unterschreibe ich selbst den zerknittertsten Umschlag, den mir ein Fan reicht, zumal ich ja selber immer Fan bin und weiß: Falls ich jetzt Agnetha von ABBA am Flughafen treffen würde, würde ich auch sofort mit irgendeinem Zettel vor ihr stehen. Ich gehe immer zu Prominenten hin, die ich toll finde, und lasse mir von ihnen Autogramme geben. Einmal bin ich deshalb in London fast aus einem Lokal geflogen. Da saß der britische Schauspieler Ian McKellen, einer der größten Shakespeare-Darsteller der Insel, der unter anderem den Gandalf im *Herr der Ringe* und in *Der Hobbit* gespielt hat und den ich wirklich großartig finde, nur ein paar Tische von mir entfernt. Erst bin ich eine Weile unruhig auf meinem Stuhl hin und her gerutscht und habe zu ihm rübergeschielt, weil das ein sehr feines Restaurant war und mir schon klar war, dass man dort eigentlich niemanden beim Essen stören sollte. Aber irgendwann hielt ich es nicht mehr aus und bin dann doch aufgestanden. Die Kellner ahnten wohl, was ich vorhatte (oder sie hatten den verräterischen Stift mit einem Zettel in meiner Hand entdeckt), auf jeden Fall rannten alle Kellner los, um mich zu stoppen – aber ich war schneller! Und McKellen wollte mir erst gar kein Autogramm geben und ich musste sehr darum bitten, bis ich es endlich bekam. Dagegen bin ich ziemlich unkompliziert und – hier wären wir wieder – nett zu meinen Autogrammsammlern oder Leuten, die was von mir haben wollen. Auch das hat für mich etwas mit Dankbarkeit zu tun. Früher habe ich mir diese Anerkennung für meine Arbeit ja gewünscht, da darf ich mich jetzt nicht beschweren, wenn ich sie bekomme ...

Selbst wenn es manchmal irritierend oder sogar saukomisch ist. Einmal war ich mit meinem Mann im Urlaub in Kambodscha. Wir liefen gerade verschwitzt die Angkor-Wat-Tempelanlage hoch und runter, als uns ein deutscher Touristentrupp entgegenkam. Ein Mann sieht mich und ruft unüberhörbar: »Na, jetzt wird's lustig!« Und darauf musste ich laut antworten: »Da würde ich jetzt mal nicht mit rechnen!« Ich war am anderen Ende der Welt und mit meinem Kopf ganz woanders – vermutlich schon bei der nächsten Massage –, da scherze ich dann nicht unbedingt ... Wobei auch das mit den Massagen in Deutschland oft sehr speziell geworden ist, seit ich bekannt bin, weil mir plötzlich selbst der Masseur entweder Witze erzählt oder aber von seiner humorbegabten Schwester schwärmt. Ähnlich ist es mit Taxifahrern, die mir ziemlich zuverlässig beweisen wollen, wie viel Humor sie haben, oder mir ihre noch viel lustigeren Vettern empfehlen. In einem solchen Fall sage ich dann, sie sollen sich einfach bei unserer Talentschmiede bewerben. Mehr kann ich in der jeweiligen Situation eh nicht machen. Wirklich als anstrengend empfinde ich es nur, wenn ich nicht ausweichen kann, weshalb ich es beispielsweise weitestgehend vermeide, mit der U-Bahn zu fahren, weil ich mich sonst vermutlich auf den meisten Fahrten fühlen würde, als wäre ich in der Kundenbetreuung tätig.

Es entstresst mein Leben einfach ungemein, sobald ich mich zu allen Bereichen meines Alltags klar positioniere – das gehört für mich zur Selbstfürsorge. Genauso wie ich mir regelmäßig Showbesuche, Massagen oder schöne Abende mit guten Freunden gönne. Die Zeit nehme ich mir. Außerdem liebe ich es, nach Amerika, London oder in andere weit entfernte Länder zu reisen, um mich dort mit Leuten zu umgeben, die ich gut finde und die mich inspirieren. Inspiration ist auch was Nettes! Ich muss mir nur eine Eintrittskarte kaufen und schon kann ich mir ein tolles neues Musical anschauen oder Comedygötter wie Eddie Izzard oder Amy Schumer live erleben. Und diesen Glücksmoment genießen: Mann, sind diese Leute gut, in dem, was sie tun! Und das tut mir wiederum gut und bringt mich weiter.

Ich integriere dieses Nett-zu-mir-selbst-Sein auch in mein Arbeitsleben. Zum Beispiel glaube ich, dass jeder Künstler ein Handwerkszeug braucht, das ihm hilft, nach einer Show runterzukommen. Wenn du so ein Stadion bespielt hast, erreicht dein Adrenalinpegel seinen persönlichen Höchststand – und was machst du hinterher, um wieder auf Normallevel zu kommen? Ich habe mal gelesen, dass die amerikanische Soulsängerin Patti LaBelle nach jedem Auftritt erst einmal zwei Stunden duscht und anschließend Soulfood für ihre ganze Mannschaft kocht – und dann wird erst einmal gegessen bis morgens um sechs. Jeder hat seine eigenen Rituale. Wir vom *Quatsch Comedy Club* haben ja jahrelang so viel gefeiert, nachdem wir aufgetreten sind, und haben dabei alles bequatscht: Welcher Gag wann gut war und wo es gar nicht geklappt hat. Da ich inzwischen über 50 bin, fließt bei solchen Anlässen allerdings deutlich weniger Wodka und mehr Weißwein und man spricht viel mehr über die Kinder der Kollegen und die nächsten Urlaubspläne als über die Karriere. Aber den Abend mit hochtalentierten Künstlern zu verbringen ist für mich immer noch das größte Geschenk. Manchmal muss ich mich selbst kneifen, um zu begreifen, dass das alles wahr geworden ist.

Es gibt noch viel zu tun!

Bei den Awardshows wie der *Goldenen Kamera* habe ich oft mit großen internationalen Stars zu tun, die von mir zuvor noch nie etwas gehört haben. Da muss ich dann mit ganz viel Feingefühl hingehen und sagen: »Guten Tag, Herr Schwarzenegger, ich bin hier der künstlerische Leiter, haben Sie nicht Lust, gleich durch unser Opening zu laufen?« Das ist jedes Mal eine Olympiade der Nettigkeit, wo wirklich viel schiefgehen kann – aber ich mag das. Weil ich es gleichzeitig auch in der Hand habe, dass es ein sehr gelungener Abend wird. Ein ganz besonderes Highlight ist es für mich natürlich, wenn ich zum Beispiel mit Gästen wie Nile Rodgers arbeiten darf, den ich sehr verehre, weil er ein Discokönig ist. Nile Rodgers hat in den 70ern unter anderem die Band Chic *(Le Freak)* gegründet und produzierte Hits für Diana Ross, Madonna, Grace Jones, Duran Duran, David Bowie, Mick Jagger und andere Weltstars. Er ist wirklich einer meiner Musikgötter! Und der soll nun den Preis für sein Lebenswerk bekommen – mit einer Laudatio von Nena. Sofort denke ich wieder über ein originelles Nümmerchen nach, um einen möglichst besonderen Awardshow-Moment zu schaffen. Deshalb frage ich den britischen Sänger Olly Murs, der ebenfalls einen Preis erhalten soll, ob er nicht mit Nile Rodgers jammen könnte. Sie könnten doch Rodgers' Hit und meine Hymne *We Are Family* zusammen singen. Olly Murs ist gleich total begeistert: »Das mache ich! Nile Rodgers ist mein großes Idol!« Wir sind uns einig: Das wird großartig! Und ich beschließe, dass ich jetzt natürlich noch Nena frage. Sie hält ja die Laudatio und will das doch ganz bestimmt auch. Freundlich, aber bestimmt lehnt sie ab, weil sie ihre eigenen In-Ear-Monitore nicht dabeihat und sie sich dann nicht richtig hören könne. Ich bin perplex. Das ist schließlich eine Livesendung und da muss ja nun nicht alles perfekt sein. Außerdem ist es eine Riesengelegenheit und Ehre, mal mit diesem Mann zusammen auf der Bühne zu stehen und *We are family* zu singen. Diesen Spaß muss man doch mitmachen! Aber nein: In Deutschland muss man immer alles drei Wochen vorher anmelden. In solchen Momenten denke ich dann schon: Offenbar habe ich hier noch einiges zu tun in Sachen Leichtigkeit und guter Laune ...

Ich finde, dass die Leute unglaublich viel verpassen, wenn sie in solche Situationen nicht einfach mal reinspringen. Dieses Gefühl dabei oder danach – lebendiger kann man sich doch gar nicht fühlen. Das sind ja nicht nur in den Awardshows die Momente, die einem im Gedächtnis bleiben – solche Momente vergisst man doch sein ganzes Leben lang nicht mehr. Weil das die Erlebnisse sind, die dein Leben bunter, größer, schillernder und aufregender machen! Das sind doch Chancen, die man ergreifen muss!

Als bei einer unserer *Quatsch Comedy Club*-Shows jemand mal ganz kurzfristig ausfiel, habe ich in meiner Not Ole Lehmann angerufen, der zu der Zeit im besagten Musical *Grease* spielte und zwischendurch noch in meinem Theater an der Kasse arbeitete. Ich hatte schon beobachtet, dass Ole ein komisches Talent besaß, weshalb ich hoffte, dass er einspringen würde. Und Ole – ganz ohne Dünkel oder dieses sehr deutsche »Darüber muss ich erst einmal nachdenken« und »Kann ich das überhaupt?« – sagte sofort zu. Reinspringen, machen, auf geht's! Das war der Start seiner Karriere!

In solchen Momenten spüre ich deutlich: Diesen ganzen Zirkus zu lieben, das ist das Wichtige! Du kannst nicht Unterhaltung machen, wenn du diesen Irrsinn, das Übertriebene und Überhitzte, also diesen Operettenanteil, nicht liebst. Denn natürlich ist es im Entertainment immer zu laut, zu schrill, zu grell, zu teuer, zu merkwürdig, zu chaotisch – aber genau das macht mir auch heute noch wahnsinnigen Spaß. Man muss es mögen, dass jeden Sommer eine neue Sau durchs Dorf getrieben wird, ansonsten hat man in diesem Beruf nichts zu suchen, sonst wird man wahnsinnig. Dann sollte man sich lieber aus dem Zirkus raushalten und in die Steuerbehörde gehen. Da ist weniger los und man weiß sicher, dass man dort irgendwann in Rente gehen wird. Diese Sicherheit hat man im Showgeschäft nie. Dafür gibt es immer wieder diese hochemotionalen Momente wie beim unbeschwerten gemeinsamen Lachen und noch viel mehr beim gemeinsamen Weinen. Ich möchte meine Zuschauer mit allem, was ich auf die Bühne bringe, berühren. Sie sollen sich spüren, deshalb sind die Musicals für mich sozusagen eine Weiterentwicklung: Nach der leichten Albernheit beim Karaoke und dem unbeschwerten, warmen Lachen beim Stand-up kommt nun das ganze Gefühlsprogramm beim Musical. Große Gefühle gehen ja immer in beide Richtungen – lustig und traurig. Und weil ich bei unseren Musicals genau weiß, in welcher Minute die Tränenmomente kommen, genieße ich es manchmal, mich nach anstrengenden Arbeitstagen ins Theater zu setzen und auf den Punkt genau drei Minuten zu weinen. Das ist fast ein Ritual, nach dem ich dann aufgeräumt nach Hause gehen kann. Mit meinen Shows kann ich meinen Werten – dem Lachen, der Albernheit, der guten Laune, der Wärme – jeden Tag ein Denkmal setzen. Es ist ein Angebot an den Zuschauer, seine Blickrichtung zu ändern und sich zu öffnen, die emotionalen Momente zu genießen und das Leben zu feiern. Eigentlich ist es das Angebot, sich mit mir im Zebrakleid auf die Schaukel zu setzen.

MANCHMAL MUSS MAN FÜR DIE NETTIGKEIT KÄMPFEN

Die Situation ist bedrohlich. Polizisten in schwarzen Uniformen stehen am Straßenrand, um den noch recht jungen Warschauer CSD, der 2006 insgesamt aus etwa 20 bunt geschmückten Wagen besteht, an den Seiten abzuriegeln. Georg Uecker, Wolfgang und ich stehen mit lachenden Gesichtern und unterdrückter Anspannung auf unserem Truck – während wir permanent die grölende Menge im Blick behalten, die mit finsteren Gesichtern unseren Zug begleitet und aus der immer wieder Glasflaschen in unsere Richtung geschleudert werden. Dieser ganze Neonazihaufen ist keine 40 Meter von uns entfernt. Ich finde diesen Kontakt mit Hass unheimlich brutal. Schließlich kenne ich die nicht und die mich auch nicht. Trotzdem schützt mich gerade lediglich die Anwesenheit der Polizisten vor diesen aggressiven Leuten ... Ein Blick zu Wolfgang zeigt mir, dass es ihm ähnlich geht. Trotzdem ist es richtig, hier zu stehen, um für eine buntere, offenere und tolerantere Welt zu kämpfen. Zumal wir ja wussten, was uns erwarten würde: Auf einem Schwulen-Straßenfest in Berlin hatte uns ein junger Schwuler aus Polen erzählt, dass bei vorangegangenen CSDs Schwule regelmäßig zusammengeschlagen worden waren – und zwar lebensgefährlich. Das sprach natürlich sofort mein ausgeprägtes Gerechtigkeitsgefühl an und ich habe trotzig beschlossen: Da müssen wir jetzt aber mal was machen! Georg Uecker, Wolfgang und ich hatten die Idee, einen großen Truck zu mieten, um erst einmal Präsenz in Warschau zu zeigen. Wir dachten: Sichtbare deutsche Prominente können die doch nicht einfach zusammenschlagen! Zumal durch uns auch Journalisten die Scheinwerfer auf diese äußerst schwulenfeindliche Situation in Polen richteten.

Es war also eine sehr bewusste und richtige Entscheidung – trotzdem fühle ich mich sehr mulmig und die Feierstimmung anderer CSDs will nicht so richtig aufkommen. Doch dann fängt der Neonazimob an, im Chor ein Lied zu singen, das sofort mein Comedyzentrum trifft, denn sie singen etwas zu der Melodie von *Go West*, diesem bekannten Pet-Shop-Boys- und Village-People-Lied – beides ausschließlich schwule Gruppen. Was die singenden Krawallbrüder aber offenbar nicht wissen, weil sie dieses Lied vom Fußball her kennen und denken, das sei ein Stadionlied. Wahrscheinlich singen sie sogar auf Polnisch: »Geht nach Hause, wir bringen euch alle um.« Aber eben auf eine der größten Schwulenhymnen, die es überhaupt gibt. Das finde ich dann schon auch lustig. Und plötzlich sehe ich wieder Leute am Straßenrand, die genau anders ticken als die Pöbler, wirklich rührendste Bilder: Zum Beispiel eine ältere Warschauerin, die eine Blume zu uns hochwirft. Die ist ungefähr 80, hat die Nazis mitgemacht und bestimmt ein ungutes Gefühl den Deutschen gegenüber. Und trotzdem bringt sie uns jetzt eine Blume. Das macht es dann wieder wett. Auch das Ei, das ich auf dem Zug abbekomme, finde ich nicht so schlimm. Entscheidend ist: Wir machen das zwei Jahre lang mit, im dritten Jahr hat sich die Situation in Polen verbessert und sie brauchen uns nicht mehr – inzwischen ist der CSD in Warschau groß und anerkannt. Und sicher.

Leider muss man manchmal für die Nettigkeit kämpfen. Da muss man sich aufrichten und sich für seine (menschen-)freundliche Haltung starkmachen. Nicht aggressiv, aber doch sehr deutlich – und das nicht nur bei den großen Themen, sondern auch im *everyday life*. Nettigkeit ist etwas, was man jeden Tag verteidigen muss. Wenn du in deinem direkten Umfeld Nettigkeit und gute Laune haben willst, musst du konsequent gegen die Feinde der Nettigkeit vorgehen. Das habe ich gelernt, als meine Firma durch den Umzug nach Berlin plötzlich immer größer wurde. Dieses Berliner Theater war mal wieder eine Bauchentscheidung und gleichzeitig die Erfüllung eines Herzenswunsches gewesen: Ich habe in Berlin mein eigenes kleines *Muppet Show*-Theater im Keller des *Friedrichstadt-Palastes* in der ehemaligen *Kleinen Revue* gefunden, das wirklich wunderschön aussieht. Früher standen hier kleine Revuen, Nackttanz, Zauberkunst und Varieté auf dem Programm. Dementsprechend kommt bei uns jede Chansonette erst einmal mit leuchtenden Augen rein und fängt dann fast zu weinen an, wenn sie darüber nachdenkt, dass dieser Raum jetzt NUR für Stand-up-Comedy genutzt wird. Ein klassischer Stand-up-Club überall auf der Welt hat ja meistens nicht viel: eine typische *brick wall*, also eine Backsteinmauer im Hintergrund, und eine sehr kleine Bühne – oft einfach im Keller untergebracht –, ganz straight und schwarz, auf jeden Fall ohne Plüsch. Unser Theater ist aber das komplette Gegenteil, nämlich ein richtiges »Plüschtheater«, in dem jeder Performer seine eigene Garderobe mit einem eigenen Klo bekommt, was für Stand-up-Comedy geradezu luxuriöse Verhältnisse sind. Es gibt sogar jemanden, der den Künstlern ihren Kaffee bringt, denn ohne Kaffee und ständigen Espresso-Zugang läuft keine einzige Show ab! Für mich bedeutete dieser Club von Anfang an aber auch eine stärkere Verantwortlichkeit. Da kannst du dich mit allem beschäftigen: Wie sollen wir das Theater umbauen? Wie kann der Bühnenrahmen aussehen? Welche Scheinwerfer und welche Tonanlage brauchen wir? Und was ist eigentlich mit den Plakaten? Überhaupt: die ganze Werbung ... Welche Anzeigen schaltest du? Wie ist der Text für den Flyer? Weiter geht's mit der Gastronomie, mit der ich mich bislang auch noch nie beschäftigt hatte. Was darf ein Bier und was ein Cocktail kosten? Und wie soll das mit dem Ticketing und den Gebühren laufen? Jetzt musste ich meine Nettigkeit so ein bisschen auf ihre Tagestauglichkeit überprüfen! Plötzlich musste ich ja nicht nur mehr Shows inhaltlich betreuen – wir spielen hier etwa 300 Shows jährlich –, sondern auch viele arbeitende Menschen. Auf einmal waren wir 30 Leute bei der Weihnachtsfeier, wo in den Vorjahren nur Renate und ich lauschig beisammengesessen hatten. Ich weiß noch, wie Renate in der ersten Bürositzung staunte: »Das sind jetzt aber viele Leute!« Und ich zustimmend nickte: »Ja, jetzt haben wir viele Leute!« Trotzdem wollte ich diesen Spirit des kleinen Reeperbahn-Theaters retten und in ein Unternehmen übertragen, das wirtschaftlich auch erfolgreich sein musste. Immerhin spielten wir nun in Berlin, in der Stadt mit der höchsten Theaterdichte und der meisten Konkurrenz.

Ich bin nicht so weltfremd, zu denken: Aaach, es ist alles so supi, wir sind alle so nett miteinander und alle wollen dasselbe! Das stimmt leider nicht. Darauf muss man sich einstellen und es akzeptieren. Daran sind schon die Hippies gescheitert, die dann entsetzt waren, dass in der WG auf einmal jemand anderer im Kühlschrank die Butter genommen hatte. Wahrscheinlich sind sie an diesen endlosen Diskussionen zerbrochen, weil sie zu naiv an das rein Gute im Menschen geglaubt haben. Ich weiß, dass nicht alle Menschen gut sind und man die weniger Netten aussortieren muss, das habe ich in meiner neuen Chefposition und bei jeder Regiearbeit sehr schnell gelernt.

Wenn du zum Beispiel eine Inszenierung machst und merkst, in deinem Ensemble befindet sich einer oder eine mit der falschen Einstellung (siehe Hobbymodel bei der Avantgarde-Modenschau in München 1984), dann ist die beste Methode, den oder die sofort rauszuschmeißen – denn danach wird's erst gut und nett. Dasselbe gilt, falls jemand in einer Show faul ist und seinen Text nicht lernt, dafür aber ständig neue Ausreden parat hat: »Da war ich beim Arzt.« Oder so. Die Amerikaner nennen das ein *bad egg*. Das kann jedem passieren, weil du nach einem kurzen Casting natürlich nicht wissen kannst, ob der schöne Tänzer oder die tolle Sängerin auch fleißig ist, du bist ja kein Hellseher. Hier gilt das Gleiche: Sofort raus damit, dann entspannt sich die gesamte Truppe und du bekommst dein Fest der Liebe. Du musst Harmonie auch gegen ihre Gegner verteidigen. Auch im eigenen Laden – dort gab es im für mich neuen Gastronomiebereich einige »unnette« Momente. Zum Beispiel konnte ein *bad egg* früher einfach betrügen und eine Flasche Wodka mitbringen, die ausschenken und das Geld selbst kassieren. Solche schwarzen Schafe musste ich dann natürlich rausschmeißen, weil ich ja nicht – wie früher bei den Comedians – einfach entscheiden konnte, dass ich die nicht mehr einlade. Stattdessen musste ich Verträge auflösen. Das war sicher mit das Härteste, was ich lernen musste: Hart an die Menschen ranzugehen und schnell zu reagieren, sobald sich ein faules Ei in meinen netten Mikrokosmos eingeschlichen hatte. Natürlich hätte ich solche unangenehmen Aufgaben auch an Dritte delegieren können, beispielsweise an den Barchef. Aber das habe ich, wenn möglich, immer selbst gemacht – so viel zu den Themen Konflikt und Harmonie. Ich bin harmoniefähig, falls allerdings eine harte Entscheidung getroffen werden muss, dann kann ich die durchaus selbst treffen und vermitteln. Das ist eine Frage von Stil, und Stil ist mir eben wichtig, bei allem, was ich tue im Leben – ob es die Klamotte ist, die ich anhabe, meine Umgangsformen sind oder auf welche Art und Weise ich kündige. Noch dazu habe ich nach meinen ersten unangenehmen Situationen als Chef festgestellt: Es macht mich stärker, wenn ich eine unangenehme Situation gelöst habe, weil ich damit belohnt werde, dass danach alles viel harmonischer wird, besser läuft und auch die Leute drumherum spürbar aufblühen. Mein Chefsein in Berlin wurde also gerade in der Anfangszeit zu einer Übung in Klarheit und bestätigte mich noch einmal, dass Klarheit die stärkste Kraft ist, um die Nettigkeit zu schützen. Und je stressiger dein Leben wird, desto wichtiger ist es, dir über alles klar zu sein. Ich musste an manchen Tagen morgens jemanden feuern und abends als lustiger Moderator auf die Bühne gehen. Dieses Springen zwischen den Funktionen war für mich schon eine Wahnsinnsherausforderung. Zwischen Performer, Schreiber und Regisseur hin und her zu hüpfen war ich ja gewohnt, und das passte ja zumindest inhaltlich gut zusammen. Aber jetzt war ich morgens Geschäftsführer, musste mittags ein Interview geben und anschließend abends gut gelaunt meine Show moderieren – das waren sicher die anstrengendsten Tage in meinem Leben. Aber: Solange du einigermaßen Linie hältst und dich nicht durcheinanderbringen lässt, du gute Mitarbeiter und ein tolles Team hast – das alles rettet dir (Entschuldigung!) den Arsch. Immer.

Die große Bestätigung, meinen Weg der Nettigkeit von Anfang an richtig gegangen zu sein, erlebte ich bei unserer Feier zum 20-jährigen Bestehen des *Quatsch Comedy Clubs* in der Berliner *Max-Schmeling-Halle.* Zu dem Event kamen bestimmt 5000 Zuschauer, das Who's who der gesamten Comedyszene stand auf der Bühne, es waren wirklich alle da. Auch da hatten wir beschlossen – und das war wieder typisch für unsere Firma, dafür hatte sich Renate extrem starkgemacht –, dass wir wirklich alle Comedians einladen, die in den 20 Jahren häufiger bei uns aufgetreten waren. Wo man sich dann schon mal fragen kann: »Warum eigentlich?« Wir hatten ja ein komplettes Programm auf der Bühne, warum mussten wir jetzt auch noch alle Kollegen und Kolleginnen zum Bier einladen? Aber wir wollten das Ganze feiern und das sind dann eben Entscheidungen (so »Nettigkeitsgabelungen«), bei denen man weiß, die machen wirtschaftlich überhaupt keinen Sinn, kosten Geld, sind viel Aufwand, aber es ist – und wird – nett. Und das fühlte sich erst richtig, dann gut und letztlich richtig gut an. An dem Abend, weiß ich noch, kam der ehemalige Unterhaltungschef von ProSieben – den hatten wir selbstverständlich auch eingeladen – zu mir und sagte, ich sei einer der nettesten Menschen der Industrie, was mich sehr berührt hat. Weil er mit nett auch wirklich nett meinte – und nicht die kleine Schwester von ... Sie wissen schon.

Das war ein tolles Kompliment an einem Abend, der sozusagen mein persönliches Pay-off-Finale der Nettigkeit war: Alle waren da, die vielen lustigen Menschen in meinem Leben, meine Familie, mein Mann; meine Firma *Serious Fun* exisitiert immer noch, das Theater gab und gibt es ebenfalls, allmählich war der Kredit auch abbezahlt, und man steht so beim Bier zusammen und denkt ... Nettigkeit siegt!

Seien Sie nett – es lohnt sich!

An manchen Tagen läuft es einfach nicht: Schon auf dem Weg zum Bahnhof fällt mir auf, dass ich mein Handy irgendwo verloren haben muss. Vermutlich habe ich es bei meinem letzten Termin liegen gelassen oder es ist mir irgendwo aus meiner Tasche gerutscht. Super ärgerlich! Zurückfahren kann ich aber nicht, dazu ist mein Tag zu eng getaktet. Ich muss meinen Zug nach Köln erwischen, wo ich am Abend noch einen Auftritt in einer großen Liveshow habe. Mit einer reduziert guten Laune renne ich über den Mannheimer Bahnhof zu dem Gleis, von dem mein ICE abfahren soll. Ich habe auf dem Wagenstandsanzeiger gerade herausgefunden, an welcher Stelle mein Waggon mutmaßlich halten wird, da kommt die meistgehasste Durchsage: »Dieser ICE fällt leider aufgrund einer technischen Störung aus.« Immerhin folgt die Empfehlung, doch in den gegenüberliegenden IC zu springen, weil der ebenfalls über Köln fahren würde. Also gut. Ich mache brav das, was mir vorgeschlagen wird, und hüpfe in besagten IC. Was die freundlichen Bahnmitarbeiter leider nicht angesagt haben: Dieser IC braucht sehr viel länger. Zu lang, um pünktlich in der Sendung zu sein. Nun werde ich allmählich hektisch. Ich muss den Sender vorwarnen, dass ich mich verspäten werde, was schwierig ist ohne Handy. Mit gepresster Atmung und roten Wangen frage ich einen Mann, der neben mir sitzt: »Können Sie mich mal bitte telefonieren lassen?« – und bekomme sofort sein Handy. Ein vorbeieilender Schaffner erkennt meine Aufregung. »Kann ich Ihnen helfen?«, will er wissen. Ich frage, ob ich vielleicht in Mainz noch in den nachfolgenden ICE umsteigen könnte. Selbst der wäre nämlich früher in Köln… Der Schaffner guckt kurz auf sein Handy und meint: »Das geht leider nicht. Aber in Mainz kommt ein anderer Zug an, der hat Verspätung. Vielleicht kriegen wir den noch ...« Und dann zückt er sein Handy und ruft den Lokführer an: »Hier sitzt der Herr Hermanns. Können wir vielleicht ein bisschen schneller fahren mit unserem Zug?« Das ist mir zuvor noch nie passiert! Da fühlte ich mich schon sehr wie Liza Minnelli, weil nun für mich der Zug schneller fahren soll. Ich merke richtig, wie der an Fahrt aufnimmt. »Das ist ja hervorragend!«, freue ich mich und lasse mich etwas entspannter in meinen Sitz sinken. Der Schaffner kommt noch einmal: »Der andere Zug wartet auf Sie. Sie müssen nur rüber aufs andere Gleis – und dann fährt der ab.« Ich denke: Jetzt bin ich Liz Taylor. Es wird immer besser. Bis der Schaffner mir dann mitteilt: »Der andere konnte leider nicht mehr warten. Jetzt ist er weg.« Das war's! Angespannt zuckele ich mit dem Zug durch die Weinberge und komme wirklich 20 Minuten zu spät in die Sendung – trotz des charmanten und netten Bemühens des Schaffners. Das nervt mich zwar, gleichzeitig bin ich aber auch berührt von der Anteilnahme und Hilfsbereitschaft meiner Mitfahrer und des freundlichen Bahnmitarbeiters. Und ich denke wieder: Nettigkeit zahlt sich aus. Mein Lebenslauf ist ja der beste Beweis dafür!

Manchmal male ich mir aus, wie ein junger Mann zum Arbeitsamt geht und sagt: »Ich habe einen Studienabschluss in Informatik und möchte gerne Programmierer werden.« Und die Berufsberaterin, idealerweise die, bei der ich damals saß, rät ihm: »Da gibt's schon so viele, schulen Sie doch lieber zum Stand-up-Comedian um, das läuft!« Denn tatsächlich arbeiten in den *Quatsch Comedy*-Liveclubs inzwischen regelmäßig 200 bis 300 Performer für uns, die heute wohl alle etwas anderes machen würden, wenn ich mich damals den Erwartungen meiner kettenrauchenden Dozentin angepasst hätte oder an dieser Musikregie-Schule angenommen worden wäre. Vielleicht würde ich gerade an irgendeinem Stadttheater Wagners *Walküre* inszenieren, was schon eine ziemlich verrückte Vorstellung ist. Vor allem weil mich das Leben nach vielen Umwegen letztlich trotzdem genau dorthin geführt hat: Gerade habe ich in verschiedenen Theatern und Hallen in ganz Deutschland mein neues Musical aufgeführt und oft daran gedacht, dass mir dieser Weg eigentlich gar nicht offenstand ... Sich das selbst erarbeitet zu haben ist natürlich extrem cool. Sogar die Presse schrieb diesmal ausnahmslos freundliche Dinge, wie beispielsweise *Der Tagesspiegel* am 1. Februar 2018: »Was der Hermanns anpackt, das wird was.« Oder die *Westfälischen Nachrichten* drei Wochen später am 25. Februar: »Höchste Qualität auf der Bühne und beste Stimmung in der Halle – das weiß das Publikum zu schätzen (...)«

Das ist doch mal nett! Was ich aber noch viel netter finde, sind die Reaktionen meines Publikums. Wenn ich mir die Leute am Ende einer guten Hermanns-Show anschaue, sehen sie verändert aus, beinahe beseelt. Ich finde, dass sie netter miteinander umgehen, positiver, achtsamer und aufmerksamer. Gerade den Leuten, die mit ihren Bedenken alles einnebeln und am liebsten gleich noch eine Versicherung abschließen wollen, nehme ich gerne die Angst durch meine Veranstaltungen und vermittle ihnen, dass das Leben lebenswert, toll und feierwürdig ist. Also: Macht was draus! Freut euch über die guten Dinge im Leben und löst euch von den negativen!

Ich hoffe wirklich, dass ich durch meine Arbeit die Welt ein bisschen harmonischer gestalten kann. Da sind wir wieder bei harmoniefähig statt harmoniesüchtig. Diese Vorstellung empfinde ich als großes Glück. Früher dachten viele, wir Comedians seien nur die Kasper. Aber: Nett ist höher als lustig. Nett miteinander zu sein, eine Show, aus der du beseelt und versöhnt rausgehst, ist mehr wert, als wenn du zwei Stunden durchgelacht hast. *Nice is bigger than funny.* Es ist wichtig, zu seinem Hund, seinem Nachbarn, seinen Kollegen und allen Wesen, die uns umgeben, nett zu sein – erst dann wird die Welt besser. Wenn du irgendwo bist, wo die Leute gut miteinander umgehen, spürt man dieses *caring* sofort. Und dieses Gefühl ist überall möglich: in jeder Familie, in jeder Firma, in jedem Freundeskreis.

Ich habe in meinem Leben immer das getan, was mir Spaß gemacht hat, woran ich geglaubt und was ich für richtig gehalten habe. Natürlich war ich auch immer fleißig, ich habe immer viel gearbeitet, ich war immer pünktlich. Und trotzdem hätte keiner gedacht, dass aus Quatsch eine ganze Industrie und diese kleine Show 30 Jahre lang mein Beruf werden würde samt Fernsehruhm … Das alles empfinde ich als großes Geschenk und als Beweis dafür, dass man mit dem Mut zur Albernheit, mit Authentizität und der unendlichen *power of nice* einfach mehr erreicht – nämlich ein Leben, das bunter, lustiger und erfolgreicher wird für jeden, der die hohe Kunst der guten Laune beherrscht …

DANKE!

Nette Leute um einen herum helfen einem beim eigenen Nettsein. Ich danke allen Menschen auf meinem Weg, die mir durch die gleiche Freude am Nettsein geholfen haben!

IMPRESSUM

Projektleitung: Maria Hellstern
Lektorat: Alexandra Bauer (textwerk, München)
Umschlaggestaltung und Layout:
independent Medien-Design, Horst Moser, München:
Hassân Al Mohtasib (Umschlaggestaltung), Antonia Bares (Layout)
Coverfoto: Frank Zauritz
Herstellung: Markus Plötz
Satz: Björn Fremgen, KONTRASTE
Reproduktion: Repro Ludwig, Zell am See
Druck und Bindung: CPI BOOKS, Ulm
ISBN 978-3-8338-6888-7
1. Auflage 2019

Die GU-Homepage finden Sie unter www.gu.de

www.facebook.com/gu.verlag

GRÄFE UND UNZER

Ein Unternehmen der
GANSKE VERLAGSGRUPPE